食育，
在孩子心里播下健康的种子

许雅君　主编

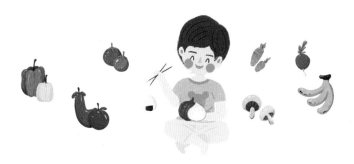

化学工业出版社
·北京·

本书结合学龄前儿童的生长发育特点，以营养学为基础，从多角度阐述如何带领孩子步入健康生活：用什么方式教孩子认识食物、如何为孩子打造健康营养膳食、需要避免的儿童饮食误区、饮食与儿童健康问题的关系、如何帮助孩子掌握饮食文明和餐桌礼仪、生活中常见的食品卫生问题和预防措施，等等。通过引导孩子参与丰富多彩的活动学习膳食营养知识，提高健康认识，培养健康行为。本书适合家长、幼儿园教师和营养师阅读参考。

图书在版编目（CIP）数据

食育，在孩子心里播下健康的种子 / 许雅君主编 . —
北京：化学工业出版社，2019.8
ISBN 978-7-122-34627-8

Ⅰ . ①食⋯ Ⅱ . ①许⋯ Ⅲ . ①营养卫生—儿童教育
Ⅳ . ① R153.2

中国版本图书馆 CIP 数据核字（2019）第 105430 号

责任编辑：邱飞婵　　　　　　　美术编辑：尹琳琳
责任校对：张雨彤　　　　　　　装帧设计：芊晨文化

出版发行：化学工业出版社（北京市东城区青年湖南街 13 号　邮政编码 100011）
印　　装：北京东方宝隆印刷有限公司
880mm ×1230mm　1/32　印张 7¼　字数 134 千字　2019 年 10 月北京第 1 版第 1 次印刷

购书咨询：010-64518888　　　　售后服务：010-64518899
网　　址：http://www.cip.com.cn
凡购买本书，如有缺损质量问题，本社销售中心负责调换。

定　　价：49.80 元　　　　　　　　　　　版权所有　违者必究

编写人员名单

主　编　　许雅君

副主编　　刘　伟

编　者　　许雅君　刘　伟　周雅琳　张敏佳

　　　　　　李　雍　秦　勇　于兰兰　李睿珺

　　　　　　陈宇涵

插　图　　李贵兰

非常感谢您能打开并阅读这本书，希望您能从中获得食育知识，让我们共同为孩子的健康教育努力。

我是一位学营养出身的妈妈，教科书上的营养学知识给我们搭配膳食提供了理论指导，但是在自己孩子饮食教育的过程中，我仍然感觉到教科书上的内容不够用，与幼儿园老师的交流中也发现了一些当前幼儿饮食教育中存在的问题，家长和老师们在孩子的饮食教育中都面临着诸多困惑。因此，我希望这本书能够给学龄前儿童的家长和老师们在幼儿健康方面予以一定的帮助。

中国近现代教育家陈鹤琴说过："儿童离不开生活，生活离不开健康教育，儿童的生活是丰富多彩的，健康教育也应把握时机。"学龄前时期，恰恰是孩子充满好奇、学习模仿能力超强的阶段，这是一个开展饮食教育的绝佳时机。开展食育理应把孩子的健康作为首要目标，通过每天的健康生活与行为习惯的培养，让孩子熟悉食物种类，树立健康的生活理念，养成"健康生活从我做起"的良好行为习惯，为孩子的健康成长奠定坚实基础。

本书结合学龄前儿童的生长发育特点，以营养学为基础，从多角度阐述如何带领孩子步入健康生活。在"'食'事求是"部分，我们一起带着孩子走进食物的殿堂，以形式多样的方法教授孩子认识各种食物；在"'食'全'食'美"部分，介绍营养知识，学习如何为孩子打造健康营养膳食；在"识'食'误'者为俊杰"部分，为家长和老师解答一些常见疑问，并提出需要避免的儿童饮食误区；在"'食''病'攸关"部分，重点介绍饮食与儿童健康问题的关系；在"'食''礼'飘香"部分，讲述如何帮助孩子理解饮食文明，掌握餐桌礼仪；在"'食'知其'卫'"部分，阐述生活中的食品卫生问题和预防措施；在"'食'乐园"部分，我们希望以最受孩子欢迎的游戏方式让他们爱上食物，爱上营养。此外，在附录部分进行了一些数据指标的补充，方便家长和老师们简单判断孩子的生长发育情况。

营养学的发展日新月异，我们也在追求真理的道路上不断前进。但是由于当前科学水平和编者能力的局限，本书难免有疏漏或不当之处，敬请读者批评指正。

许雅君

2019 年 4 月

目录 CONTENTS

什么是健康的饮食

第三章 识"食""误"者为俊杰

饮食疑惑您问我答

饮食误区及早远离

第四章 "食" "病" 攸关

营养缺乏早知道

小儿常见健康问题

第五章 "食" "礼" 飘香

孩子该知道的餐桌礼仪和餐桌文化

第六章 "食"知其"卫"

第七章 "食"乐园

和食物做游戏

我是小厨师

附录

食育，
在孩子心里播下健康的种子

第一章 "食"事求是

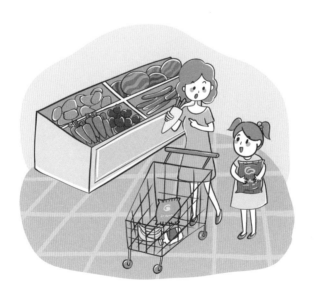

食育，在孩子心里
播下健康的种子

智利女诗人米斯特拉尔曾经说过："我们需要的东西有很多都可以等，但孩子不能等，现在，他们的骨头正在生长；现在，他们的血液正在制造；现在，他们的心智正在发展。对他们，我们不能说明天，他们的名字叫今天。"

对于"今天"的孩子，食物是支持他们稚嫩的生命茁壮生长的动力，身体健康是他们健康成长的基础。为了保障孩子的健康成长，不仅要让孩子积极锻炼身体，而且要普及儿童膳食营养健康知识，充分开展饮食教育，为孩子提供所需的营养，提倡均衡膳食，并建立科学的膳食制度，培养孩子良好的膳食习惯，通过引导孩子参与丰富多彩的活动学习膳食营养知识，提高健康认识，改善健康态度，培养健康行为。

教孩子认识食物，实际上是在帮孩子从认识身边的事物开始认知世界。这不仅能够让孩子爱上吃饭，还能够锻炼孩子的观察能力、学习能力及记忆能力，提高孩子的智商、情商。认识食物所包括的内容十分丰富，孩子不仅要熟悉常见的食材，还要了解食材生长的过程，以及烹调前后食材的变化。这一章我们分享一些帮助孩子认识食物的方法。

认识各种食物

食物的色彩、外形、气味、营养等都蕴含着极大的奥秘，不同的食物中也含有不同的营养成分。每个人都有着自己对食物的不同偏好，对食物的选择会在很大程度上影响我们的身体健康。因此，教会孩子正确选择食物对他们的健康成长有着长远的意义。

认识食物很重要

教孩子认识食物非常重要，这对孩子的健康成长有着不可替代的意义。

（1）认识食物是孩子本身的需求　孩子们一天天长大，会说很多话了，各种事物也更容易让他们感到新鲜。对每天要吃的东西，孩子们当然想知道它们的名字，这样他们才能够更好地表达自己的需求。比如，孩子知道茄子是什么，就会告诉妈妈"我要吃茄子"。认识并了解不同食物的特点之后，会使孩子们更加自信地表达出自己的想法和选择。

（2）认识食物对孩子好处多多

① 建立感官认知：学龄前正是孩子长身体的关键时期，除了每日三餐之外，还要有加餐，孩子可以接受的食物种类不断增多，不同的食物味道也会吸引孩子有兴趣尝试更多的食物。孩子可以从认识最常见、最常吃的食物开始来认识世界，对这个世界建立自己的

感官认识。

② 锻炼观察、学习能力：识记常见食物的特性可以锻炼孩子的观察能力、学习能力及记忆能力。比如，孩子看到蔬菜烹调前后的变化，就可以在识记食物的过程中使观察能力、学习能力得以提高。

③ 提升选择能力：通过让孩子认识食物的名称、形状、颜色、气味、营养等，孩子可以了解食物的多种多样与其营养成分，提升选择食物的能力。

④ 培养科学饮食习惯：通过了解不同食物的特性，可以让孩子爱上吃饭，改正挑食、偏食的坏习惯。

⑤ 体验生活乐趣：孩子在辨别不同食物的味道和色泽时，能够丰富味觉、视觉经验，体验简单的生活乐趣。

⑥ 实施感恩教育：让孩子了解到食物生产的不易，帮助孩子逐步建立起珍惜食物的观念。

对孩子开展食育，正是从他们养成生活行为习惯的点滴中做起，让每个孩子在认识食物中学会绿色与环保，在种植采摘中懂得珍惜与尊重，在简单烹制食物中感受付出与回报，在清理餐具中激发责任与使命，在每天饮食中掌握文明与礼仪；让每个孩子都能通过食育吃出花样、吃出乐趣、吃出品位、吃出健康、吃出礼仪；让每个孩子都养成科学健康、可持续的饮食行为习惯，为健康人生打下坚实的、可靠的基础。

认识食物方法多——视频、图片巧展示

孩子出牙后喜欢咀嚼食物，他们会自己拿着饼干、面包、香蕉、苹果等食物尝试着独立进食，此时家长们应该告诉孩子食物的名称。3~6岁是孩子智力发育的黄金时期，家长们不要错过这个良机。那么，在这个阶段如何利用我们最常用的视频和图片去帮助孩子识记食物呢？

（1）图片、视频中的食物识别　家长们可以先从最常见的食物入手，将各种食物分为蔬菜、水果、肉类等类别，逐个教孩子辨认。首先将食物的颜色和形状进行对比，然后由家长介绍认识各种食物的特点，比如色泽、口味、气味、营养，并比较不同食物之间的区别。或者让孩子讲述自己对该食物的理解，再对孩子所讲的内容进行纠正或补充。

这里我们举个小例子，以便家长们更好地实践。就以最常见到的面粉为例，我们可以先让孩子看一看、摸一摸，让孩子说出对面粉的感觉（如滑滑的、细细的、轻轻的粉状物质），然后将面粉的原型——小麦及做好的成品——包子、水饺、馒头的图片列出来，或者还可以在网上找一找关于小麦成长的视频，以及用面粉包饺子、做馒头的视频。同时，家长耐心为孩子讲解：小麦从田间长成，未成熟时呈绿色，成熟时呈金黄色，只有将小麦去壳磨成面粉后方可制作面包、馒头、饼干、面条等食物。小麦发酵后还可制成啤酒、酒精、白酒等。孩子了解了食物之间的联系，可以更好地认识食物，

明白食物的来之不易。

（2）识图内容由简单到复杂　给孩子看食物视频、图片的过程要遵循从常见到次常见再到不常见的顺序。这是由于图片上看到的食物不是三维立体的真实食物，而很多孩子还不能形成食物的立体概念，从常见的食物开始对孩子更有帮助。例如，从西红柿、黄瓜这些常见的食物开始，到一些次常见的食物比如香椿（在某个时令、某个特殊的节气才有），让孩子从图片开始看，配以相应的视频及合理的时间，教孩子识记食物效果会更好。

（3）食物图片比例要合理　说到教孩子认识食物，很多人想到的是超市里卖的食物卡片、网络上免费下载的食物图片，或者外表光滑的食物模型。实际上，我们应该选择与实物比例更相近的图片或者模型。这是由于超市或书店里卖的教孩子认识食物的卡片，在制作的时候为了让孩子观察清晰，可能存在尺寸比例失调的情况。当孩子看到这样的图片时，脑子里产生的第一印象是一个比例失衡的、与正常大小不一样的食物，这会影响孩子后期进一步的认知。为了更好地利用图片或者视频教孩子认知常见食物，可以利用参照物。比如展示鸡蛋时，如果图片上展示一个鸡蛋，那最好有一个正常成人的手或者一个标准的小碗或小碟子作参照，用来把鸡蛋和它做对比。这样，孩子不仅能了解其形状，也对大小有了初步的认知。

（4）颜色夸张不可取　有些视频或图片上呈现出的食物颜色过

于夸张或者色彩完全失真，这对于孩子最初的食物认知是不可取的。对于这些失真的图片和视频，建议家长和老师们在教育孩子的过程中尽量少用或不用，以身边的真实的食物为"师"，让孩子在自然界真实"老师"的启蒙下成长。

认识食物方法多——菜场超市真感受

在某种程度上，超市就像现代城市的一个缩影。孩子通过超市这个窗口认识世界，可以说是一种捷径了。当孩子从视频和图片中掌握了很多食物的基本特征，并初步学会如何辨认各种食物后，家长就可以带着孩子去超市或者菜市场细细体会各种食物的特点了。

（1）购买清单不可少　很多家长不愿意带孩子去超市，原因是担心孩子在超市遇到新奇的东西非要家长买下来，家长不买孩子就会大哭大闹。这里，教给家长们一个小窍门，在带孩子去超市前可以先列一张购买清单，并告诉孩子我们只买这张单子上有的东西，这其实也是对孩子控制力的一种培养。这张单子上面尽量列一些孩子最近认识到的食物，这样既可以增加孩子学习的机会，也可以避免孩子在超市要求买一些多余的东西。

（2）分区选食物　无论是超市还是菜市场，一般都有明显的食物分区，比如蔬菜水果区、水产品区、副食区、粮油区、熟食区等。到了超市，家长可以先让孩子了解超市的分区，让孩子自己根据已有的知识分辨哪个区域有哪些主要的食物。这样不仅可以让孩子更好地了解食物的分类，同时也可以加强巩固孩子的记忆。然后家长可以放手让孩子自己根据购买清单来挑选食物。若孩子挑选的食物与购买清单上所列的匹配，家长一定要毫不吝啬地夸奖孩子，"宝宝真棒，又选对了。""没错，就是这个。"孩子若是选错了，家长可以据此给孩子再次讲述选错的食物和所需要的食物之间的不同，以及各自的基本特征。如此一来，孩子就会加深记忆，并学到新的知识。推此及彼，还可以用这个办法教孩子学习其他的日常用品。

（3）认识新食物　家长可以利用超市或者菜市场这些天然学习的好地方，教会孩子认识一些新的食物。比如当家长带着孩子到了超市的水产品区，看到一些活虾活鱼，这个时候家长就可以给孩子介绍一下水产品的分类、鱼类的营养价值等知识，并通过观察它们在水中的姿态及水产品区独特的鱼腥味、泥腥味等，来加深孩子对水产品这类食物的认识。

（4）危害食品早认识　超市里的休闲食品区各种膨化食品琳琅满目，孩子不可避免地会被虾条、薯片、巧克力等小零食吸引。家长这时就可以耐心地告诉孩子诸如高糖高脂食品对身体健康的影响。比如蜜饯虽说是由水果制成的，但是在加工的过程中为了保存更久且增加其可食性，往往会添加精制糖，这种高糖会影响孩子牙齿的发育，吃多了会引起龋齿，严重者会造成牙痛或牙齿脱落。孩子在很小的时候形成科学选择零食的意识，有益于他们以后拥有健康的饮食习惯。

食品标签明辨别

食品标签是指预包装食品容器上的文字、图形、符号，以及一切说明物。食品标签有助于我们了解所购食物的质量特性、安全特性、食用或饮用方法，也有助于我们为孩子选择优质、健康、安全的食物。家长们应从小培养孩子看食品标签的习惯。辨认食品标签的方法如下。

① 食物标签必须标明的内容有：食物称号、配料清单、净含量和沥干物、固形物、含量、制造者的称号和地址、出产日期或包装日期和保质期、商品标准号。

② 厂址标识不详、联系方式虚假均是违法的。

③ 食品标签上不应过度宣传食物的食用效果或者治疗效果。

④ 食品标签不应模糊不清或掉落。

⑤ 食物标签的汉字不应是不标准的汉字，不能使用不标准的简化字和筛选的异体字。

⑥ 选购食物时应认准 QS（生产许可）认证，若无对应 QS 认证，不应该购买。

看食物如何从农田到餐桌

美国诗人温德尔·贝里曾经说过"吃是一种农业行为"。作为一个有 13 多亿人要吃饭的国家，中国有着全世界最复杂的食品链，每一个环节的存在都意义深远。这就是饮食的本质：我们所吃的食物不单单是化学成分的简单堆砌，它还深刻地反映了各种社会、生态关系，与自然和人类息息相关。

肩负未来社会使命的孩子们，则更应该熟悉掌握这个饮食的过程。植物如何从种子滋养出生命，从开花吐蕊到瓜熟蒂落，从采摘装车到加工包装；动物如何从受精卵孕育成幼畜，从嗷嗷待哺到初生牛犊，从饲养、屠宰到分装处理。食物是如何经历从"农田到餐桌"的整个过程再送入我们口中的呢？这个过程本身对孩子就有着巨大的吸引力！

食物成长十八变

孩子是社会的"未来"，他们需要先了解这个"社会"。教孩子认识食物成长中的变化，让孩子在这个过程中建立对食物的感恩心理，强化对食物变化的感官体验，丰富他们的想象空间，并培养孩子的世界观。而在此过程中建立的食品安全意识，也会对孩子的未来产生深远影响。

（1）建立感恩教育　孩子可以通过了解食物从农田到餐桌的整个过程，深刻体会到食物的来之不易。正所谓："每一食，便念稼穑之艰难；每一衣，则思纺织之辛苦。"通过食育，让孩子在未来的生活中树立"粒粒皆辛苦"的观念无疑是十分重要的。

（2）深化理解层次　通过让孩子了解食物从农田到餐桌的整个

过程，有利于帮孩子更深入理解认识每种食物，并更好地辨别每种食物的不同，在认识过程中强化感官体验。

（3）拓展想象空间 通过对孩子的饮食教育，让孩子认识到食物从农田到餐桌的"大变身"，了解食物外形和气味转换的过程可以加深孩子对食物丰富形象的认知，并充分拓展孩子的想象空间，开发孩子的创造力。

（4）培养其世界观 食物从农田到餐桌的整个过程就像一个生命从萌芽到发育、成熟、衰老的历程一样，有着自我的演变规律。在这个过程中，孩子见微知著，从小小的食物天地入手了解整个世界，初步建立起自己的世界观。

（5）认识食品安全问题 食物从农田到餐桌的整个过程极其复杂，每个环节都可能会暴露出不同的食品安全问题。家长应教孩子认识这个过程，同时为孩子传授食品安全问题的重要性，从小处着手，培养孩子食品安全的意识。

食物成长小故事

植物和动物经历了"从农田到餐桌"的整个过程，最终被送上了孩子的饭桌。3~6岁的孩子大多对于食物本身的变形过程并不完全了解，这需要家长和老师们在旁边加以讲解和指导。从"农田到餐桌"的过程往往是复杂的，比如植物的生长是从受精卵的最初分裂开始，经过种子萌发、营养体形成、生殖体形成、开花、传粉和受精、结实等阶段，直至衰老和死亡。而涉及食物的后期加工及烹饪所需的知识就更是多之又多。因此我们建议家长们可以把食物拟人化，并将它们"一生"的经历编成小故事讲给孩子听。在此我们分别以"一粒米"和"一只鸡"的故事为例，为大家展示给孩子普及食物从农田到餐桌过程的方法。

1. 一粒米的成长

嗨，大家好，我是一粒白白胖胖的大米。别看我身材矮小、其貌不扬，可饭桌上总少不了我和我的兄弟姐妹。我的一生可是不平凡的哟！下面，就让我细细说来。

春天，农民伯伯把我们播种到田地，我被压在湿润温暖的泥土里，睡着了。一天，我睁开了惺忪的眼睛，发现自己已不再是一粒种子，而是一根细小的秧苗了，我第一次能呼吸到新鲜的空气了。

初夏，农民伯伯又把参差不齐的我们拔了出来。我想：我们一定是要搬新家了吧！勤劳的农民伯伯把我们井井有条地插进了水田里——我们成了水稻。我站在松软的泥土里，别提有多高兴了。于是，我又慢慢地长啊长。农民伯伯似乎知道我们很渴，给我们喂水（灌溉），还喂我们吃点心（施肥）。在他们的精心呵护下，我们终于成了年轻力壮的小伙儿了。我们头上长着饱满的稻穗，身体颜色也慢慢由绿变黄。

秋风徐徐吹来，回报勤劳的农民伯伯的机会终于到了。农民伯伯把金灿灿的我们从田里割下来，此时，我们又有了一个好听的名字——谷。我们被送进特殊的机器，脱掉外衣（谷壳），变成一粒粒的"米"。我知道我们的生命即将结束，我们的使命也行将完成，以此换来农民伯伯一年的累累硕果。

最终我和同样白白胖胖的兄弟们一起被焖在高压锅里，等待着被送上餐桌。作为你们的主食米饭，把你们喂饱，这是我们"米"一生最大的责任，而你们也一定要尽到自己的责任，不要浪费我们，把我们随便丢弃哦！无论是在隆重的宴会上，还是平时在自己家中，请不要浪费一粒米饭，因为我们来之不易。小宝宝们，浪费食物可不是好习惯啊！

2. 一只鸡的故事

大家好，我是一只终日晒太阳、觅食的散养跑山鸡。我有保姆、保镖、专车，天天除了吃和睡，唯一的"工作"就是跑步、健身啦……咯咯哒～我和其他的小鸡一样，都是从鸡妈妈肚子里"掉出来"的。当时的我还是一枚鸡蛋，在硬硬的蛋壳里面等待自己的破壳日。鸡妈妈每日耐心地坐在蛋壳上面，温暖我的蛋壳外衣（其实就是孵化的过程），直到大约 21 天之后，我迫不及待地用自己红红的小尖嘴在蛋壳外衣上啄开了一条大缝儿，再把嘴巴从缝里探出来，只听噼啪一声响，我的蛋壳外衣裂成了几个碎片，毛茸茸的我也终于出生啦！咯咯哒～

作为一只跑山鸡，我和我的小伙伴被庄边公社选中，在享有专车接送的高级待遇下，来到一个环境清新优美、水清清天蓝蓝、远处有大片竹林的村庄，这就是我们的"天下"啦。我们终于可以撒丫子可劲跑可劲玩儿啦。这里有很多村里人，他们常年从事着农耕劳作。我们有一个远大的抱负，就是陪伴他们，让他们听着我们的"歌声"起床，然后努力长大成为一只健壮的鸡，最后成为他们的经济支柱，被送上大家的饭桌。

从我生下来到现在，时间过得真快啊，掐指一算都有180多天了呢。我已经长成健壮的大公鸡，我准备好随时为小朋友提供棒棒的蛋白质，帮助小朋友长身体！

烹饪改变食物形象

"烹饪"一词最早出现在《周易》中，《易·鼎》："以木巽火，烹饪也。"这是烹饪最古典的定义。随着社会的不断进步，烹饪的内涵不断扩大，现在的含义多指人类为了满足生理及心理需要，把可食用的原料用适当方法加工成为食用品的过程，其成品以能提供卫生、美感、营养为特质。而烹饪过程中食物在不断地发生着变化，经过绚丽多彩的转身，最后成就了佳肴万千。让孩子从小就明白烹饪的内涵和过程，对孩子世界观的形成及想象力的发展有着潜移默化的引导作用。

由于食物在烹饪过程中需要加热翻炒，特别是放入深色的酱油、醋、蚝油等调味品调味后，食物的外观、颜色往往会发生较大的变化。家长做饭时可以让孩子在旁边观看烹饪的过程，并给孩子进行一定的讲解，让孩子更好地认识食物烹饪前后的变化。家长做饭时，让孩子学习判断菜什么时候熟了，找一找生菜和熟菜颜色上的不同，可训练孩子的观察能力。还可以让孩子在旁边仔细观察家长做菜的工序，菜做好之后，让孩子说出做菜的步骤，如做芹菜炒肉丝时是先炒肉丝还是先炒芹菜等，这样能训练孩子的记忆力，增长孩子的生活常识。

那么，如何为孩子引入相关知识呢？下面我们以家庭中最常见的菜肴为例进行讲解。

案例分析 鸡丁与葱姜蒜的狂欢——宫保鸡丁

小朋友们，还记得那只散养的跑山鸡吗？下面出场的就是那只跑山鸡的"舍友"（同一个鸡舍呀），在同样经历了180天的喂养后，被农民伯伯运到集市上卖出去了。现在我们见到的是它的胸脯肉，被切成了小方丁，哗啦啦一起倒入了锅中，接下来放入适量的盐、酱油、料酒、淀粉，在锅里经过色拉油的翻炒后又遇到了颜色各异的辣椒、葱、姜、蒜和花生米，之后就变成了香喷喷的宫保鸡丁。

家长利用讲故事的方式，将整个烹饪的过程通俗易懂地呈现给孩子，并帮助孩子一起回顾。这样的方式寓教于乐，可以最快地让孩子掌握一些粗浅的烹饪知识，并建立其对烹饪的兴趣。对于烹饪的整个过程，家长和老师们都应给予极大的关注，以此为孩子建立起对食物世界的认知，让孩子最大程度地对食物产生浓厚的兴趣。

食物保藏学问多

每种食物都有自己的特点，如何合理保藏才能最大程度延缓其品质降低的速度呢？不同的食物有着不同的适宜保藏温度，每种食物都存在一个相对的安全"体温"。在这个温度下，食物的保存期最长，也能保有最佳的营养与口感。以下分别列举了生活中最常见的几种食物的保藏温度。

（1）肉类（-18℃最适宜） 各种肉类适宜冷冻在-18℃的环境中，这样能够保持细胞壁的完整性，有利于肉类中水分的保持，以最大程度保证其在烹饪和食用时的口感。

（2）海鲜（-3℃不易变质） 在-3℃下海鲜不易变质，同时可以在最大程度上保证其鲜味。但要注意，从超市买回来的海鲜应尽快食用，不宜在冰箱中存放太久。

（3）蔬菜（不要低于0℃） 白菜、芹菜、洋葱、胡萝卜等的适宜存放温度为0℃左右；存放土豆的最佳温度是2~4℃，温度过高土豆就会发芽；黄瓜、茄子、西红柿等的适宜存放温度为7.2~10℃；南瓜适宜在10℃以上存放；存放地瓜（红薯）的最佳温度为15℃以上，温度过低，就会出现僵心而不能食用。

（4）水果（种类不同，温度各异） 香蕉保存温度在13℃左右最适宜；橙子为4~5℃；苹果为 −1~4℃；芒果为10~13℃；木瓜为7℃；荔枝为7~10℃，所以荔枝不适宜放入冰箱保存；西瓜在8℃左右风味最纯正。很多人习惯把西瓜切开后冷藏食用，其实西瓜经较长时间冷藏后，瓜瓤表面会形成一层膜，从而丧失口感，其中的水分也容易结成冰晶，食用后可刺激咽喉或引起牙痛等不良反应。

（5）果汁（8~10℃最营养） 各种果汁在8~10℃时饮用为宜，同时尽量不要在冰箱里储存得太久。用柑橘、柚子、菠萝等制作的无菌果汁可保存7~10天。

（6）汽水（4~5℃最佳） 汽水的饮用最佳温度是4~5℃，这个温度的汽水喝起来最舒适，不会对肠胃造成过大刺激。

（7）蜂蜜（温开水冲泡） 用50~60℃的温水冲蜂蜜，能更多地保留住蜂蜜中的营养成分。过热的水不仅改变了蜂蜜的甜美味道，使之变酸，而且可使蜂蜜中的酶类物质变性，产生过量羟基甲糖醛，破坏营养成分。

（8）冰激凌（-13~-15℃口感较好）　-13~-15℃时的冰激凌吃起来让人感觉最痛快。在这个温度下将冰激凌放入口中，口感最好，而且不会强烈刺激肠胃。

（9）菜肴（凉菜保持4℃风味最佳，热菜保持在60℃左右）凉菜的温度在4℃时能呈现最佳风味，而热菜则需保持在60℃左右。可以将盘子放入冰箱冷藏3分钟再用来盛凉菜，将盘子放入烤箱加热4分钟再用来盛热菜，这样做出的菜肴口感最佳，酒店厨师一般都是以此处理食物的。

（10）速冻食品（-20℃左右保质期长）　速冻食品在-25~-18℃品质会比较稳定。如果高于这个温度，保质期就会相应缩短，口感也会发生变化。如果家里的冰箱达不到-18℃的话，速冻食品开封后，最好尽快吃完，否则容易变质。

知识小链接

食物保藏原理

（1）植物性食物　果蔬采摘后，虽不能利用根、茎、叶部位吸收养料并进行呼吸作用，但它们仍可以利用预先积蓄于组织内部的养料维持生命力。因此，新鲜果蔬一般常用冷藏保鲜，可减缓酶的活动，延长分解时间，推迟成熟时间，以便能在最长时间内保持它们的生命力和新鲜度。但是，一些果蔬不宜在过低的温度下贮藏，这是因为温度过低也会影响果蔬的品质。

（2）动物性食物的保藏　无生命的动物性食物同样也会受到它本身固有酶活动的影响。其中，能催化水解和氧化并导致动物性脂肪氧化的酶是最需要控制的对象。所以，低温保藏能够阻止导致食物腐败变质的微生物和酶的有害活动。

（3）动植物性食物低温保藏的区别　食物低温保藏减弱了固有酶活动，以此控制食物的进一步水解和氧化。对于动物性食物，不透气的材料包装可以隔绝空气与食物表面的接触，进一步降低它的氧化率。而新鲜果蔬则不宜用不透气材料密封包装，因为新鲜果蔬仍保持着生命力，采用不透气性材料密封后，会使之窒息，失去生命力而迅速变坏。

食物历险记——从农田到餐桌过程中的安全问题

健康是人类的基本权利，也是我们最宝贵的一笔财富。中国有句古话"病从口入"，深刻地揭示了饮食与人体健康的密切关系。食物从农田到餐桌的每一个环节都与我们的健康息息相关。那么在这个过程中可能存在哪些安全隐患呢？

1. 从农田到餐桌

食品安全问题贯穿整个从农田到餐桌的过程，这个过程中的任一环节出现问题，都会影响该食物链上的其他环节。比如，土壤发生了病变、缺少养分，生长在土壤里的青草就会有问题，吃青草的牛也会因此受影响，继而喝牛奶的人也会受到危害。我们每一个人都处在食物的链条之中，不可能独立存在。以下列出了可能会出现问题的主要环节。

（1）食物原料的种植及养殖　对于种植业，农药残留、重金属污染、化肥的施用及一些危害人体健康的植物毒素（如龙葵碱、皂苷）等都是需要引起注意的。对于养殖业，无论是畜牧养殖还是水产养殖，都需要对病原微生物、兽药残留、寄生虫、抗生素、天然毒素和重金属等加以重视。

（2）加工　在食品的加工过程中，很多操作都会危害食品安全。比如，为了杀菌和抑菌而加入过量的防腐剂。

（3）包装　当前的食品包装主要有纸类、塑料、金属包装等，纸类包装中使用的黏合剂和油墨，塑料包装中的增塑剂、着色剂，以及金属包装的涂层溶解和厌氧菌增殖等，都会造成食品安全问题，危害我们的生命健康。

（4）贮藏　在食品的贮藏过程中，仓库和厂房的环境显得尤为重要，比如厂址的选择、厂房的设施及厂房中员工的素质都会不同程度地影响食品安全。

（5）运输　食品运输是将加工成型的食品送往千家万户最为关键也是最易被忽视的一个环节，食品在运输中可能导致腐败、变质、污染等问题。

（6）销售　食品在销售环节中可能出现二次污染，如食品包装破损、食品腐败变质（高温下肉、乳的变质）等。

（7）消费　在食品的消费环节中，需要特别注意两点，食品的保存方法和食品的烹饪方法。食品的保存方法不当有可能造成食品中的致病微生物大量增殖，而烹饪方法不当则会导致食品中的天然有毒成分直接进入人体，对人体健康造成不可挽回的危害。

2. 饮食卫生与进食安全

WHO 推荐食品安全有五大要点：保持清洁、生熟分开、做熟、保持食物的安全温度、使用安全的水和原材料。为保证饮食卫生和进食的安全，我们应该注意以下三方面。

（1）保持家庭厨房的安全卫生　家庭烹饪时，应选择新鲜、优质、安全的原材料。食物制作过程中必须注意清洁、卫生，如制作前洗手、保证制作场所及厨房用品清洁。制作食物时必须注意切生菜、生肉的案板和刀具与切熟食的案板和刀具严格分开，避免交叉污染。避免油炸、烧烤等烹饪方法，减少食物营养素的流失。按照需要制作食物，做好后应及时食用，未吃完的食物应丢弃。多余的原料或制成的半成品，应及时放入冰箱冷藏或冷冻保存，避免食物被污染。

（2）保证摄入食物的安全　保证食物安全最基本的做法是将食物煮熟。食物经过高温烧煮后，其中绝大多数的病原微生物均可被杀灭。但煮熟后的食物仍有再次被污染的可能，因此准备好的食物应尽快食用。生吃的水果和蔬菜必须用清洁的水彻底洗净，以保证食用安全。家庭自制食物为保证食物新鲜，尽量减少盐、糖等过多调味品的加入，味道也应偏向于家常化。

（3）避免进食发生意外　在进食安全这个环节中，尤其应注意易导致进食意外的食物，如鱼刺等卡在喉咙。当孩子开始尝试家庭食物时，由大块食物哽噎而导致的意外会有所增加。比如整粒花生、腰果等坚果由于孩子没有咬碎易呛入气管，果冻等胶状食物不慎被吸入气管后不易取出，这些都会对孩子造成极大风险，所以家长应减少孩子食用该类食物，或者在孩子进食时密切注意。此外，孩子喜欢在进食时随意走动，这样容易引起碰伤或烫伤。为保证孩子的进食安全，在进食时应固定其位置，使其注意力集中在食物上。注意进食场所的安全，并由成人进行看护。

植物性食物与动物性食物

1. 植物性食物

植物性食物是指以植物的种子、果实或组织部分为原料，直接或加工以后为人类提供能量或物质来源的食品，主要有谷物、薯类、豆类及其制品、水果、蔬菜等。

（1）植物性食物的能量特点　从能量上来说，除了谷类和薯类，植物性食物的能量密度远没有肉类的高。中国主要以谷薯类作为主食，是由于谷薯类碳水化合物的含量高于动物性食物，但脂肪和蛋白质含量相对较低。而蔬菜、水果能量非常低，主要为我们提供水分、维生素、矿物质。

（2）植物性食物的营养特点

① 植物性食物以谷类最为重要。谷类的营养成分比较齐全，我们每人每天所需蛋白质的一半要靠谷类供给，但是谷类的蛋白质组成中赖氨酸含量较低，所以其蛋白质的营养价值不及动物性食物。

② 豆类蛋白质中含人体需要的全部氨基酸，属优质蛋白，其中赖氨酸含量较多，但蛋氨酸含量较少，与赖氨酸含量较少、蛋氨酸含量较多的谷类食物混合食用，可较好地发挥蛋白质的互补作用。由于大豆富含不饱和脂肪酸，所以大豆是防治高血压、动脉粥样硬化等疾病的理想食物。大豆中含有某些人体不可利用的碳水化合物，其中有些在大肠内可成为细菌的营养素来源，使细菌在肠内生长繁殖过程中产生过多的气体而引起肠胀气。

③ 蔬菜和水果是维生素和矿物质的主要来源，还含有较多的纤维素、果胶和有机酸，对维持体内的酸碱平衡起重要作用。

④ 坚果富含蛋白质、脂肪、矿物质和维生素 E，并含一定量的胡萝卜素、B 族维生素和少量的维生素 C。坚果中矿物质锌、硒、铁的含量较高，一般是其他水果的 10 倍以上。

2.动物性食物

动物性食物指的是动物来源的食物，包括畜禽肉、蛋类、水产品、奶类及其制品等，主要为人体提供蛋白质、脂肪、矿物质、维生素 A 和 B 族维生素。

（1）动物性食物的能量特点　动物性食物含有大量的蛋白质和脂肪，其次是碳水化合物，这三种营养素都是产能营养素。此外，动物性食物中含有丰富的脂溶性维生素和一定量的矿物质。由于动物性食物中含有丰富的血红素铁，蛋白质生物价较高，使其具备了能量较高、营养丰富、易吸收的特点。

（2）动物性食物的营养成分

① 肉类食物中含有丰富的脂肪、蛋白质、矿物质和维生素，碳水化合物较植物性食物少，不含植物纤维素。

② 常见的蛋类有鸡蛋、鸭蛋、鹅蛋等，各种禽蛋的营养成分大致相同。蛋黄中仅含有50%的水分，其余大部分是蛋白质和脂肪，二者的比例为1∶2。此外，鸡蛋还含有碳水化合物、矿物质、维生素、色素等。

③ 水产品包括各种鱼类、虾、蟹、贝类和海藻类（海带、紫菜）等，其中以鱼类为最多。鱼肉的固形物中蛋白质为主要成分；脂肪含量较低，但其中不饱和脂肪酸较多；鱼肉还含有维生素、矿物质等成分，特别是海产咸水鱼含有一定量的碘盐和钾盐等，对人体健康有重要意义。

④ 奶类是一种营养丰富、容易消化吸收、食用价值很高的食物，不仅含有蛋白质和脂肪，而且含有乳糖、维生素和无机盐等。

（3）动物性食物的营养特点　肉、禽、鱼、蛋、奶均属于优质蛋白，营养学特点包括：蛋白质量多、品质好；饱和脂肪酸和胆固醇含量较高；碳水化合物含量低；无机盐含量比较齐全；维生素含量丰富。

食育，
在孩子心里播下健康的种子

第二章 "食"全"食"美

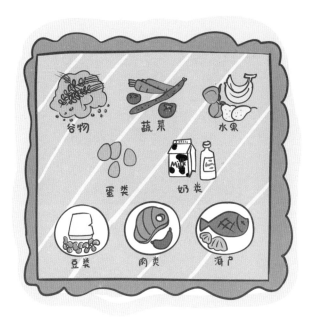

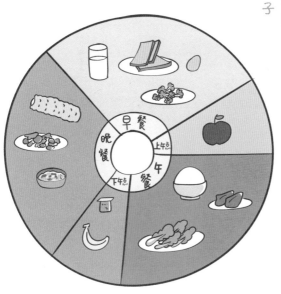

早餐

晚餐

上午8

午餐

下午8

目前来讲，没有任何一种天然的食物能够满足人体对营养素的所有需求。因此，需要合理搭配食物才能获得人体所需的全部营养物质。学龄前儿童处在生长发育关键时期，因此营养物质的供应显得尤为重要。那么，什么样的饮食才是适合学龄前儿童的呢？应该如何安排孩子的膳食？中国营养学会对于学龄前儿童的饮食给出了以下建议。

足量食物、平衡膳食、规律就餐是学龄前儿童获得全面营养的保障。需要强调的是，我国儿童钙摄入量普遍偏低，建议每天饮奶300~400毫升或食用相当量的奶制品。儿童新陈代谢旺盛，活动量大，水分需要量相对较多，建议2~5岁儿童每天水的总摄入量为1300~1600毫升。去除膳食中的水分，每天大约需要饮用600~800毫升水。饮水时以白开水为主。

鼓励孩子体验和认识各种食物，了解食物特性，增进对食物的喜爱。建议多用蒸、煮、炖、煨等方式烹制孩子的膳食，避免过多调味料。鼓励孩子经常参加户外游戏与活动，维持能量平衡，促进健康发展。下图为中国学龄前儿童平衡膳食宝塔。

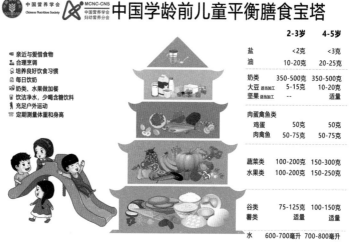

注：该图片引自中国营养学会妇幼营养分会网站。

不同食物的营养价值

自然界中的食物品种丰富多样，根据食物营养价值的特点，可将食物分为谷薯类、蔬菜水果类、鱼禽肉蛋类、大豆和乳类、油等纯热量食物，共五大类。不同类别的食物，其营养素的种类、含量和质量各不相同，只有合理搭配，才能满足学龄前儿童的生长发育需要。

生长发育有特点

（1）体格生长发育特点 3~6岁的孩子，身高、体重处在一个稳步增长的阶段。下列公式可以帮助判断孩子的身高、体重是否正常。

体重（千克）= 年龄 ×2+7 或 8

身高（厘米）= 年龄 ×7+70

根据年龄计算出标准的身高、体重，如果孩子的情况和标准的数值相差不多，那就说明孩子的体格发育是没有问题的。

3~6 岁的孩子，肢体运用度更加熟练，可以进行许多细微的活动，并且好奇心强，主动尝试各种活动，如随音乐跳动、翻滚。此时应该提高孩子的安全认知，避免在活动中受伤。

（2）脑和神经系统发育特点　学龄前儿童中枢神经系统的结构和功能迅速发育，神经细胞的分化基本完成，但脑细胞体积的增大和神经纤维的髓鞘化还在进行，大脑活动越来越活跃。因此，脑和神经系统不断发育、成熟，需要充足的营养保证。

（3）消化系统发育特点　该阶段孩子的咀嚼能力明显增强，可以接受一般的食物（除一些致过敏的食物），对排泄系统的控制力增强（可以自己如厕，或主动开口请求帮助）。但是，学龄前儿童消化、吸收和代谢与成人不同，消化系统结构和功能不完善，消化能力有限。

（4）心理特点　3~6 岁孩子生活基本能自理，主动性较强，活泼好动，自制力和注意力差，易受暗示，好奇心和模仿能力极强，活动具有一定的独立性和主动性。在饮食行为中，学龄前儿童自我意识和表现欲强，喜欢模仿父母和家庭成员的行为。

儿童需要营养多

（1）为什么要保证儿童能量摄入

① 能量的作用：儿童单位体重的能量需要相对于成年人要高，因为除了维持生命活动、生活和学习，还要额外满足他们迅速生长发育的需要，所以一定要保证能量摄入。

② 能量的来源：能量来源于人们日常所吃的各种食物，其中含有的碳水化合物、蛋白质和脂肪进入体内经消化、吸收后，最终转化成能量供人体使用。

（2）为什么要保证蛋白质摄入

① 蛋白质的作用：儿童在生长发育期间，个子不断长高，各个组织器官不断发育成熟，他们所需的优质蛋白质高于成年人，这是任何其他营养物质不能取代的。

② 蛋白质的来源：动物性食物（如肉、鱼、蛋、奶）和大豆中的蛋白质更容易被人体吸收利用，属于优质蛋白质，建议孩子每日膳食蛋白质中至少有 1/3 是优质蛋白质。

（3）为什么要保证脂肪的摄入

① 脂肪的作用：脂肪可以为人体提供能量，也是人体组织的重要组成部分，还是人体吸收脂溶性维生素的必要条件，此外，儿童生长发育所需的必需脂肪酸，是由脂肪来提供的。因此，不要"谈脂色变"，应该保证孩子的脂肪摄入适量。

② 脂肪的来源：动物油、植物油、肉类是食物中脂肪的主要来源。此外，芝麻、核桃、瓜子等坚果中也含有较多的脂肪。

（4）为什么要保证矿物质的摄入

① 矿物质的作用：儿童生长发育期需要充足矿物质的摄入。例如钙，缺钙或钙不足可导致儿童骨骼发育不良，不仅影响身高，还会增加成年后骨质疏松和骨折的风险。铁元素摄入不足，可能会导致儿童缺铁性贫血，出现脸色苍白、头晕、全身无力和免疫力下降。贫血的孩子容易疲乏，上课注意力不集中，影响学习。如果缺铁性贫血长期得不到纠正，还会影响孩子的体格发育和智力发育。

② 矿物质的来源：矿物质在体内不能合成，必须从外界摄取。奶制品中钙含量丰富，而动物肝脏是铁的最佳来源。常见矿物质的主要食物来源参见附表 2-10 ~ 附表 2-16。

（5）为什么要保证维生素的摄入

① 维生素的作用：维生素种类很多，对于儿童身体健康的作用较为广泛，如对身高、发育、视力、皮肤、免疫系统等都有着十分重要的作用。例如，缺乏维生素 A 会影响视力，导致夜盲症、干眼病；缺乏维生素 D 会影响身高、骨骼和牙齿的发育。

② 维生素的来源：维生素种类很多，其来源不尽相同，动物性食物、植物性食物均含有不同种类的维生素。维生素 A 在动物肝脏中含量较丰富，而维生素 C 则在新鲜蔬果中含量较高。常见维生素的主要食物来源参见附表 2-4 ~ 附表 2-9。

（6）为什么要保证水的摄入　水是生命之源。有试验证明，一个人不吃饭只喝水能活几十天，但不喝水仅能存活几天，可见水对人体健康的重要性。通常人们习惯了口渴才喝水，但其实当我们感受到口渴时，身体已经处于脱水状态了。因此，这种"口干"了才喝水的习惯不利于健康，应该科学适量饮水。帮助孩子养成"主动"饮水的习惯。同时注意尽量少饮用含糖饮料。

摄入粮谷基础棒

碳水化合物与蛋白质、脂肪作为生物界三大基础物质，为生物的生长、运动、繁殖提供主要能源，是人类生存发展必不可少的重要物质。谷物是碳水化合物最主要、最经济的来源，但在现实生活中存在一些关于谷类食物的误区。比如，有家长认为谷物没有肉类有营养，要给孩子多吃肉类少吃谷类；还有一些家长认为粗粮营养价值低，口感不好，所以只给孩子吃精米、精面；另有一些家长只注意谷类的摄入，却忽视了薯类及杂豆类食物的作用……类似的误区还有很多。那么，我们应该如何在3~6岁孩子的膳食中科学安排谷类食物呢？

首先，一日三餐，每餐都要摄入充足的谷类食物，如稻米、小麦、小米、玉米、燕麦等。馒头、面条、米饭等是我们传统餐桌上的主要食物，被称为主食。我们还可以改变烹饪方法来吸引孩子摄入谷类，如疙瘩汤、烩面片、烙饼、泡馍、馄饨、饺子、米粉、年糕、豆粥等。

其次，适当增加全谷物和杂豆的摄入。老话说："吃米带点糠，老小都安康。"与精制米面相比，全谷物（指未经精细化加工或虽经碾磨、粉碎、压片等处理，仍保留了完整谷粒所具备的胚乳、胚芽、

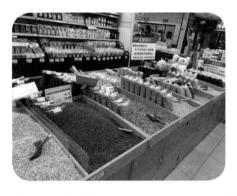

麸皮及天然营养成分的谷物）和杂豆类（红豆、绿豆、花豆等）可提供更多的 B 族维生素、矿物质和膳食纤维等营养成分。豆类和谷类食物恰当搭配，还能够产生蛋白质互补作用，最大效率地利用食物中的蛋白质。膳食纤维摄入过少，是导致结肠癌、高胆固醇血症、糖尿病及便秘的直接或间接原因，常吃全谷物可以预防这些疾病的发生。常吃精白米、精白面还容易造成维生素 B_1 缺乏，使人患上多发性神经炎，甚至损伤心功能。

最后，适当增加薯类摄入。薯类（土豆、红薯、芋头、山药等）含有丰富的淀粉、膳食纤维及多种维生素和矿物质。土豆和红薯经蒸、煮或烤后，可直接作为主食食用，也可以切块与谷物一起蒸、煮后同食。在同等能量的情况下，薯类中的维生素、矿物质和膳食纤维含量都比较高，对健康大有裨益。但油炸薯条、薯片能量高，儿童少食为佳。

蔬菜水果立大功

（1）水果和蔬菜里含有丰富的维生素和矿物质　这些是孩子生长发育所必需的。如橙色的水果和蔬菜里含有的维生素 A 可以让孩子拥有更好的视力。新鲜水果和蔬菜里富含的维生素C，可以有效地防止坏血病。同时，维生素C还能和铁形成一对好搭档，促进食物中的铁很好地被吸收进孩子体内，预防缺铁性贫血的发生。

（2）水果和蔬菜里含有大量的膳食纤维　尤其是叶类蔬菜中，膳食纤维含量可观，而膳食纤维在动物性食物中是不存在的。膳食纤维能够促进肠道蠕动，帮助排出肠道中的粪渣和有毒有害物质，预防和缓解便秘。膳食纤维进入消化道后能够通过吸水使得粪便的体积膨胀、含水量增加，粪便被软化，更容易被排出体外。目前有相当数量的孩子也受便秘困扰，有的孩子甚至一周才排一次大便，出现这种情况的原因就与日常生活中摄入的膳食纤维过少有关。

（3）蔬菜和水果中还含有丰富的植物化学物　植物化学物是存

在于天然食物中的具有明确生理活性的小分子化合物，它们不属于营养素，分子量也较蛋白质、脂肪等小得多，但是可以在微量的浓度下就

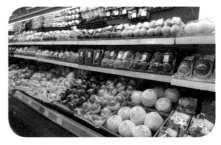

发挥重要生理调节功能，比如我们熟悉的大豆异黄酮、番茄红素、辣椒素等，这些物质对人体的代谢起着调节作用。例如，番茄红素具有很强的抗氧化性，它存在于某些呈现深红色的蔬菜和水果中。植物化合物还具有较强的抗炎、抗肿瘤等作用。此外，水果中还含有机酸，吃完水果会有开胃的感觉，就是源于这些有机酸的作用。

根据孩子在家庭、幼儿园的饮食情况，合理地让孩子摄入多种、不同种类的水果和蔬菜，从而达到营养均衡的目的。应选择新鲜的当季蔬菜和水果；而水果和蔬菜的加工制品，如：果干、水果罐头、蔬菜罐头，这些加工制品的营养价值往往较新鲜蔬菜和水果差，不能完全作为蔬菜和水果的替代品。

选择肉类须用心

肉类主要是指动物的肌肉和内脏部分。为什么要让孩子适当摄入肉类呢？

（1）肉类提供丰富的优质蛋白质　学龄前儿童处在快速生长发育过程中，蛋白质是生长发育的重要物质基础，身体的细胞、体内新陈代谢过程中起催化作用的酶、调节生长和代谢的各种激素以及有免疫功能的抗体都是由蛋白质构成的。肉类食品中含有丰富的优质蛋白质，在人体内被分解成为小肽和氨基酸，可用来合成人体的蛋白质，满足儿童生长发育的需要。

（2）肉类中有容易吸收的铁、锌、铜等微量元素　适量吃肉，有助于预防缺铁性贫血。虽然不少植物性食物中也含有很多铁，但由于植物性食物中同时含有妨碍铁吸收的化学物质，因此吸收率比较低。同样，植物性食物中的锌、铜、锰等元素的吸收率也没有肉类中的高。所以，平时很少吃肉的孩子必须合理地搭配食物，才能避免缺铁、缺锌等问题对身体发育造成不良影响。

（3）肉类中含有丰富的维生素，特别是脂溶性维生素 比如，维生素 A 在动物肝脏、虾、蟹、带鱼中含量相对较高。人体需要的维生素 B_2（核黄素），在肉类中的含量也比绝大多数植物性食物丰富。

科学饮奶身体壮

中国营养学会推荐学龄前儿童经常饮奶。日常生活中，没有一种食物能够把人体所需营养素全部涵盖并且比例合适。纯牛奶中除了缺少铁之外，其他大多数重要营养素的含量都很可观，整体来说是一类营养价值较高的食物。

牛奶中含有蛋白质、脂肪、碳水化合物、维生素、矿物质等营养素，是膳食中蛋白质、钙、磷、钾、维生素 A、维生素 B_2 等营养素的优质来源之一，它还含有乳铁蛋白、免疫球蛋白等生理活性物质，营养十分丰富。100 毫升纯牛奶平均能提供 100 毫克左右的钙元素，不仅如此，牛奶中的钙、磷含量高而且比例合适，同时含有维生素 D、乳糖等促进吸收因子，因此钙吸收利用率高，是膳食钙的优质来源。钙是骨骼和牙齿的主要成分，钙的合理摄入有助于儿童骨骼和牙齿的发育，使二者更坚固，所以家长应该鼓励孩子多喝牛奶。

在日常生活中，除了牛奶，我们还可以看到酸奶、奶酪、奶粉等奶制品。鼓励学龄前儿童喝酸奶有诸多好处。乳糖不耐受在中国人群中的比例相对较高，它是由于乳糖酶分泌少，不能完全分解牛奶中的乳糖而引起腹泻、腹胀等症状。在日常生活中会发现，有些孩子喝了牛奶之后会腹泻、腹胀，这就是典型的乳糖不耐受症状。而酸奶经过发酵，20%~40%的乳糖经发酵变成乳酸和其他有机酸，乳糖含量低，有利于减轻乳糖不耐受现象。所以如果孩子喝牛奶不舒服，可以尝试一下酸奶。此外，酸奶由牛奶经过乳酸菌发酵，蛋白质被部分水解，进一步提高了蛋白质的消化吸收率；一些含有大量活性乳酸菌的酸奶还具有调整肠道微生物菌群、促进肠道营养吸收的作用。

上述内容介绍了牛奶和酸奶的营养价值，那么在日常饮用过程中应该注意什么呢？第一，对于乳糖不耐受的孩子，如果饮用牛奶后出现腹胀、腹痛、腹泻等，可换成酸奶或低乳糖奶；对于症状较轻的乳糖不耐受儿童，也可以少量多次饮用牛奶，并与其他谷类食物同食，不空腹饮牛奶，如每次喝50毫升牛奶，并与主食一起搭配，可减轻乳糖不耐受症状。第二，刚挤出来的牛奶未经过消毒或灭菌，不宜食用。第三，市售含乳饮料营养价值不等于真正的牛奶，纯奶中的营养素被稀释，同时添加了大量糖，购买时需认清。第四，市面上可见到有的酸奶中加入了果粒、果酱、调味品等，这类调味酸奶并不比纯酸奶更好，加入的水果一般不是新鲜水果，而是水果制品，原本新鲜水果里含有的营养成分已经大打折扣，而且这些果粒在相同重量情况下也减少了酸奶的比重。

各类食物巧替换

提起孩子偏食挑食，想必很多家长都很苦恼。的确，当孩子不喜欢吃某种食物时，家长就会开始担心孩子营养素是否缺失。偏食、挑食对孩子的健康成长不利是众所周知的，聪明的家长应该给孩子更多的食物选择。食物替换法，可以在一定程度上帮助应对孩子的挑食、偏食。

（1）什么是食物替换　食物替换即含大致类似营养素的食物可以相互替换，只要找到可以替代的食物或让孩子尽量摄入多种多样的食物，就可以让孩子得到全面的营养。

（2）哪些食物可以相互替换　食物替换不是一对一的固定原则，只要食物营养相近，孩子又喜欢吃，就可以相互替换。例如：① 孩子不喜欢吃胡萝卜，可以用相应重量的深绿色和橙黄色蔬菜替代。② 孩子不喜欢喝牛奶，可以用部分豆类和蔬菜替代。补钙通常都是靠奶制品，因此，很多人以为补钙必须喝牛奶。但实际上，钙的来源有很多，特别是在中国传统饮食中，有很多食物都是高钙食物，比如 100 克普通牛奶的钙含量在 102~107 毫克，而 20 克小鱼干含有 250 毫克钙，280 克豆腐含有 295 毫克钙，一勺芝麻含有 100毫克钙，100 克豆腐干含有 288 毫克钙。③ 孩子不爱吃牛肉，可以用其他肉类和豆制品替代。如果孩子不喜欢吃牛肉，那可以选择吃鸡肉、兔肉、羊肉、猪肉等。另外，用以大豆蛋白为主体的豆制品替代部分红肉也是不错的选择，因为豆制品中含有丰富而优质的植物蛋白，而且豆制品中不含过高的饱和脂肪。

（3）食物替换法也不可过分依赖　给孩子"食物替换"只是临时对策，不可以依赖。例如，牛奶其实是含钙量充足且最易吸收的，大豆虽然也含有钙质，但吸收率却远不如牛奶。食物替换的方法虽然可以应对孩子哭闹不吃某一种食物时来用，但是长期让孩子不吃太多种食物仍是不利于健康的。因此，应该尽快纠正孩子偏食习惯，均衡膳食，不应过分依赖食物替换法。

什么是健康的饮食

了解孩子生长发育的特点、所需的营养物质及哪些食物中含有这些物质，这是我们规划孩子健康饮食的前提条件。对于学龄前儿童来说，什么才是适合他们的健康饮食呢？符合年龄特点的健康饮食，要满足孩子生长发育的需要，饮食结构、营养素搭配比例应该符合该年龄段孩子的特点。食物的种类和搭配要合理，同时不能存在安全隐患，不健康的饮食会导致孩子营养不良、生长发育迟缓、超重、肥胖、慢性病等诸多健康问题。

本节将对学龄前儿童日常饮食的设计提出更为具体的方案，还将对家庭食谱进行点评，方便大家理解食物搭配的方法。

合理搭配学问大

第一，任何一种单一食物，都不能够满足个体生长发育的所有需求。鉴于这种情况，我们必须合理搭配食物，来满足儿童对能量和各种营养素的需求。中国传统菜肴很注重搭配。例如，木须肉就是科学搭配食物的代表性菜肴。木须肉这道菜中的肉类和鸡蛋可以为人体提供优质蛋白质和铁，木耳、黄瓜、黄花菜、菠菜等配菜可以提供维生素、矿物质，再搭配一碗米饭，人体所需要的营养素基本就都涵盖在内了，是不错的儿童餐选择。

第二，处在生长发育期的孩子，所需的能量和营养素较多，给孩子合理搭配饮食，不仅能够保证其正常的生长发育，同时也在为智力发育奠定基础。各种营养物质对孩子的生理功能、智力、心理健康都发挥着不同的作用。比如多不饱和脂肪酸，特别是 n-3 系列，之前叫 ω-3 系列的多不饱和脂肪酸，对于智力的发育有很重要的帮助作用。

第三，不同的食物可产生互补作用，提高营养素的利用率。例如，谷类食物和豆类搭配可以产生良好的蛋白质互补作用。谷类食物中蛋白质含量并不低，色氨酸含量高，但是由于赖氨酸含量太低，影响了谷类食物的整体蛋白质利用率。与此相似，豆制品也含有丰富蛋白质，赖氨酸含量很高，但色氨酸含量低。所以谷类食物和豆制品搭配食用，能够明显增加食物蛋白质的利用率。

此外，食物搭配还能够优化食物之间的相互作用。例如，维生素 C 能够促进膳食中铁的吸收和利用。由于一些小分子有机酸的存在，使得植物性食物中的铁吸收利用率降低，但是维生素 C 的存在能够制造局部弱酸性环境，使得铁离子保持游离状态，增加人体对铁的吸收利用率。此外，由于土壤污染、水污染等原因，食物中可能含有砷、汞、铅等重金属，而蔬菜中的膳食纤维可以吸收重金属，减少人体对重金属的吸收，促进其排出体外，在一定程度上起到减毒的作用。

"三餐两点"有规律

随着孩子的成长，活动范围扩大，运动量加大，他们身体所需的能量、各种营养素也增多。但此时孩子的消化系统却还未完全发育成熟，胃容量有限，且消化能力较成人弱，因而应给孩子安排"三餐两点"为宜。这是什么意思呢？三餐是指早、中、晚三餐，两点指上午 10 点和下午 3 点各有一次加餐，即一天吃 5 顿。但是"餐"和"点"对于健康的意义是不一样的，"餐"是正餐，需要重视，"点"往往是点缀，作为额外的补充，"点"的量不能超过"餐"的量。"点"离"餐"也不可距离时间太近。所以一天以"三餐"为主，"两点"为辅。

下面对"三餐两点"进行举例说明。

早餐：蛋、粥、菜肉包子。

上午点：牛奶、一小片面包或几小片饼干；或者酸奶/果汁、几颗坚果。

午餐：米饭/馒头、木须肉、紫菜豆腐汤。

下午点：酸奶、水果。

晚餐：西红柿鸡蛋面，炒西蓝花。

学龄前儿童饮食实行"三餐两点"制，需要注意以下事项。

第一，在"两点"之间请勿再给孩子吃其他的食物。过多进食会降低孩子的食欲，影响正餐的摄入，有碍于孩子的生长发育。

第二，加餐的量不能超过正餐，加餐的时间不能离正餐时间太近。从口腔卫生角度考虑，如果餐后不能刷牙，尽量要漱口。尤其是午餐之后，很多幼儿园孩子有午睡的习惯，口腔活动少，唾液分泌减少，食物残渣在牙齿之间慢慢发酵，时间长了容易形成龋齿。

第三，从食物多样性考虑，一天之内考虑食物种类的变化，一周之内也要考虑尽量减少重复，保证孩子每周吃的食物种类在25种以上。

第四，加餐选择健康食品，避免高糖、高油食品和不健康的零食，如糖果、膨化食品、薯片等。

早餐吃好很重要

对于处在生长发育期的孩子来说，早餐非常重要。孩子早晨起来精力旺盛，上午的体力活动、学习活动很多，同时处在生长发育期，对能量和各种营养素都有明确的需求，所以早餐一定要吃。不吃早餐可能会出现由于血糖降低导致的心慌气短、出冷汗、精神萎靡。这些状况会影响孩子的体力活动和学习，长此以往还会严重地影响孩子的记忆力。此外，不吃早餐还会影响下一餐的消化。早晨消化系统会分泌出一些消化液，若是没有进食早餐，这些消化液就会去刺激机体自身的胃黏膜、肠黏膜，时间久了可能导致胃炎、肠炎。另外，不吃早餐的孩子，临近中午可能太过饥饿，午饭时狼吞虎咽，无意中摄入过多能量，午餐后接着午休，没有充分活动，过多能量聚集在孩子体内容易导致肥胖。还有一个附带的后果，孩子养成了吃饭过快、不注意细嚼慢咽的饮食习惯。

传统的中国早餐主要是稀饭、馒头、包子、豆浆、油条等，几乎没有人在早餐吃蔬菜、水果。那么吃什么才算是一个科学的"营养早餐"呢？按照《中国居民膳食指南（2016）》的建议，早餐所供给的能量应该占全天能量的30%，早餐提供的各种营养素应该达到推荐的每天膳食营养素供给量的25%。按照"五谷搭配、荤素搭配、多样搭配"的原则，一份"营养早餐"应该包括以下四类食物：①谷类食物；②动物性食物；③奶及奶制品、大豆及其制品；④蔬菜、水果。此外，建议孩子早晨起来空腹喝一小杯温开水，有利于提高消化道舒畅度，也有利于提升一天的机体活力。

举两个早餐搭配的例子。

早餐一：牛奶、鸡蛋、全麦面包、水果蔬菜沙拉（香蕉、圣女果、黄瓜片、西红柿）。这种早餐搭配方法对于快节奏的家庭来说是比较合理的。全麦面包中含有碳水化合物，牛奶和鸡蛋能提供丰富的优质蛋白质和钙，同时蔬菜和水果有利于补充矿物质和维生素，整体来讲比较符合营养早餐的原则。

早餐二：豆浆、鸡蛋、青菜香菇包子、水果或蔬菜（如苹果、猕猴桃、黄瓜、西红柿）。这个早餐更符合中式特点。豆浆和鸡蛋提供了蛋白质，包子是主食，不仅提供了碳水化合物，包子中的青菜还可以提供维生素，又搭配了蔬菜水果，整体来讲很适合 3~6 岁的孩子。

早餐吃完，上午 10 点左右应该给孩子加餐，比较推荐新鲜水果、可直接食用的蔬菜（如黄瓜、西红柿）。此外，奶制品或坚果都可以作为上午加餐的选材。

午餐吃饱作用大

3~6 岁是孩子生长发育的关键时期，并且经过一早晨的体力和脑力活动消耗，午餐对孩子来说就更加重要了。午餐所提供的能量和各种营养素，应该至少要占到全天食物所提供的营养素和能量的 40%。孩子的"营养午餐"应包括以下食物：① 富含碳水化合物的谷类和薯类；② 富含优质蛋白质、钙、铁、锌、维生素 A 的肉、禽、蛋、奶等动物性食物；③ 富含维生素、矿物质和膳食纤维的新鲜蔬菜和水果；富含蛋白质、矿物质的豆类及豆制品。

那营养午餐应该如何搭配呢？下面展示两个午餐范例。

午餐一：① 主食：紫薯、米饭；② 菜：炖豆腐、青椒炒木耳、清蒸鲈鱼；③ 水果：猕猴桃、橙子；④ 紫菜蛋花汤。这个午餐既考虑了主食、副食搭配，也考虑了荤素搭配，还让孩子吃一些富含膳食纤维的薯类。同时，鲈鱼使用了清蒸的做法，木耳采用了炒的做法，豆腐采用炖的做法，这都是相对清淡、适合孩子食用的做法。

午餐二：① 主食：全麦馒头；② 菜：香菇油菜、胡萝卜炒鸡蛋、宫保鸡丁；③ 水果：圣女果、哈密瓜；④ 八宝粥。以全麦馒头作为主食，有利于补充膳食纤维和 B 族维生素。此外，香菇油菜、胡萝卜炒蛋也利于补充维生素。这种搭配，营养价值、食物种类、食材比例都是比较合理的。

关于午餐的搭配，还有一些问题需要家长和老师们注意。

① 若午餐后马上进入午休状态，午餐不建议吃得过饱。因为当午餐吃得过饱，胃处于过度充盈状态，会影响中午的睡眠质量。

② 无论是在家中还是在幼儿园，午餐时应给孩子提供一个相对安静专注的环境，让孩子在进食过程中养成细嚼慢咽的习惯。

③ 吃完午餐，要刷牙或漱口。

④ 午餐之后，下午加餐可以考虑新鲜的蔬菜、水果、坚果或奶制品。

营养晚餐巧搭配

一般下午五点多孩子就要开始吃晚餐了。晚餐也要注意"五谷搭配、荤素搭配、多样搭配"，搭配原则与午餐相似，适当注意清淡。

谷物、奶和奶制品、水果、蔬菜、适量瘦肉类或者鸡蛋都是很好的选择。注意少吃油炸食物，这些食物脂肪含量高，难消化。儿童晚上上床时间相对较早，大量的高脂肪饮食，不仅会增加孩子发胖的风险，也会影响孩子的睡眠。

那晚餐应该如何搭配呢？下面展示两个晚餐范例。

晚餐一：① 主食：糙米饭；② 菜：玉米炖排骨、胡萝卜炒西蓝花、千叶豆腐；③ 水果：火龙果 / 葡萄；④ 南瓜粥。糙米饭考虑到了膳食纤维的摄入量，菜的做法考虑到了荤素搭配和豆制品的摄入量。此外，晚上喝一些润肠的南瓜粥，对于孩子来说口味上是比较容易接受的。

晚餐二：① 主食：馒头；② 菜：鸡丝荷兰豆、西红柿炒鸡蛋、鲜虾菜心；③ 水果：小甜瓜 / 柚子；④ 青菜豆腐汤。

这两个例子比较符合家常菜的做法，并且适合这个年龄段的孩子，供各位家长和老师们参考。

上述介绍了晚餐的搭配，还有一些问题需要家长和老师们注意。

① 俗话所说的"早餐吃好，中午吃饱，晚餐吃少"，对于生长发育旺盛时期的孩子来说，既有正确之处，也有欠妥之处。这里的"少"是指少而精，并非单纯数量上少，还需要注意从质量上来弥补。如果晚餐过少，营养不足，睡眠质量会受到影响。晚餐距离第二天早晨相差 10 个小时左右，吃得太少会影响孩子的生长发育。

② 有些孩子在下午 5 点吃过晚餐，但是经过活动，加上离 9 点左右睡觉还有一段时间，孩子可能又饿了。那这个时候要不要给孩子

加餐呢？如果不让孩子补充食物，反而对身体会有危害。空腹时分泌的胃酸、胃蛋白酶可能损伤消化道器官和内壁，成为慢性胃炎和胃肠炎的潜在危险因素，所以这个时候应该给孩子适度补充一些食物。

③ 晚餐的时间不宜离睡眠时间太近，如果吃得过饱马上去睡觉，会影响睡眠质量。

④ 在睡觉之前的半小时内，不建议孩子大量饮水。睡前大量饮水可能会导致孩子半夜起床小便，影响孩子睡眠。

科学饮水身体好

关于孩子喝水这个问题，一直是被家长和老师们忽视的，认为只要有水喝，孩子不喊渴就行。但是随着国内外对于人的水合状态和认知关系研究的深入，发现无论孩子、成人、老年人，人的水合状态会直接影响到对事物的理解、完成动作的效率、对人与人之间关系的认知。水合状态越低，人的行为能力就会越差。所以，现在水对于人体健康的重要作用重新被重视起来。对于儿童来讲，应该建立良好的饮水习惯，让孩子处在好的水合状态下，这对孩子现在或成年以后的身体状况都有好处。

（1）主动饮水　一般喝水都是因为口渴，但感到口渴时再喝水是"被动饮水"。这种饮水方式时间一长，人体就会长期处于一种"潜在"的缺水状态。必要时可给孩子规定定时饮水，当孩子还没有建立或没有形成好的饮水习惯时，可以先用时间来约束。带孩子出去玩，一定要养成出门带水的习惯，不仅干净卫生，还可以减少浪费。

（2）定量饮水 一般来说，孩子每天的饮水量在 600~800 毫升较为适宜。请注意，这其中不包括水果、汤、稀粥等食物带入的水，专指单纯的饮水量。饮水量还应该根据季节和气温的高低有所调整，比如夏天时出汗多，应该适当地增加饮水量。如果孩子饮水量不够但是又不喜欢喝水的时候，还可以适量地补充瓜果及汤类。

（3）水温适宜 喝水的水温以 25~30℃ 为宜，即温开水，水温不宜过高或过低。水温太低会引起肠胃不适；过高可致口腔、咽部、食管及胃的黏膜烫伤而引起充血和炎症等，长期发炎甚至可能成为癌变的诱因，成人也应注意。需要注意夏季天热时，不要给孩子饮用冰镇后的水。无论对于孩子还是成人，炎热时身体五脏六腑都处在高温状态下，没有任何过渡或耐受过程，冰镇水瞬间就降低了局部消化道的温度，对消化道产生强烈刺激，甚至造成损伤。所以，即使在夏天也应该给孩子喝温开水。

（4）白开水是最佳饮用水 瓶装饮料可能存在一些健康隐患，比如卫生状况、含糖量、矿物质含量问题等，不宜长期饮用。建议以白开水作为孩子日常主要的饮用水。请注意，烧开水的最佳时间是水烧

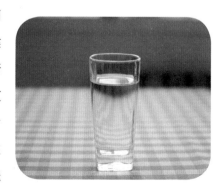

开后再加热 3~5 分钟。研究显示，加氯消毒的水，随着温度的升高，所生成的卤代烃等致癌物质的含量也不断升高，烧到 90℃和刚烧开的水，潜在的危险最大。沸腾后再加热烧 3~5 分钟，这些有害物质可迅速挥发，使之含量迅速下降。但是，水烧的时间太长也不利，烧的时间越长，水中亚硝酸盐的含量越高，可危害人体健康。

（5）特殊情况时应该注意给孩子额外补充水分

① 运动量大，运动后有大量排汗，此时应该注意补水，甚至可以考虑补些淡盐水。这是由于排汗的同时排出了很多盐分。此外，如果孩子长时间进行持续性运动，在运动过程中也要提醒孩子间歇补水，尤其是天热时，预防脱水很有必要。

② 长时间待在空调房里时，需要额外补水。空调房中，尽管皮肤表面看不见汗珠，但身体也在隐性排汗，在空调房里身体水分的丢失速度比正常情况下要高。

③ 日光浴之前，建议给孩子补充一些水，因为在强烈日光照射下，体内水分流失速度要比普通情况下高很多。

上面阐述了如何帮助孩子建立良好的饮水习惯，那么如何判断孩子的饮水量是否合适呢？介绍一个比较简单的方法，可以根据孩子的尿量和尿的颜色来判断孩子是否缺水。正常情况下，孩子的尿液应该呈清澈透明的淡黄色。如果尿液呈现浓茶色，即使孩子说不渴，身体也已经处于缺水状态了，家长就要提醒孩子饮水。当孩子三四个小时都没有排尿，或排出的尿量极少，说明体内也已经缺水了，这个时候家长也要提醒孩子喝水。

生活中的饮用水

在生活中能见到很多种水，白开水、纯净水、矿泉水、矿物质水都是常见的种类，这些水有什么区别呢？

白开水：是将符合生活用水标准的自来水通过煮沸得到的饮用水。

纯净水：是以符合生活用水标准的水为原料，通过各种方式除掉水中的微生物、重金属、矿物质和有机污染物后得到的饮用水。

矿泉水：是含有一定的矿物质和微量元素的天然地下水，并经过处理符合卫生标准的饮用水。矿泉水中矿物质的含量与水源地有关，不同水源地采的矿泉水各种矿物质含量可能有较大差别。

矿物质水：是在纯净水基础上人为添加少量矿物质的水。不同企业生产的矿物质水，产品中矿物质含量也有不同。

家庭食谱大比拼

为了更好地指导学龄前儿童的膳食设计，我们曾邀请了一些家庭晒出一周的家庭食谱，进行"营养达人家庭"的评选活动。以其中三个家庭的食谱为例，来具体阐述食谱的设计方法及常见易忽略的地方。

受邀参加本次活动的家庭，详细记录了各自一周的家庭食谱。我们根据能量、营养素、色、香、味等综合因素，对这些食谱进行讲评。

整体来看，1号家庭的一周食谱是比较合理的，并且是适合孩子的（见表1）。1号家庭整体上是按照"三餐两点"进行食物搭配，注重蔬菜、水果、奶类、豆类、坚果和肝脏的合理搭配，一周的膳食有以下优点。

① 三餐搭配合理，上午点和下午点的能量没有超过正餐的能量。而一日三餐中既有主食又有副食，既有植物性食物也有动物性食物，而且荤素搭配，整体是非常合理的。

② 孩子的奶和奶制品的摄入量合理，同时每天都有蛋类，也注重了坚果的摄入。

③ 一周之内，给孩子添加一次猪肝，对补充维生素A和铁都有好处。

④ 整体来看，一周餐食丰富，涵盖的食物种类非常多。

⑤ 该家庭的家长非常细心，在让孩子吃精白面、精白米的同时，也注重摄入全麦食品，例如全麦面包、糙米饭。

表1　1号家庭一周食谱

时间	早餐	上午点	午餐	下午点	晚餐
周一	牛奶、南瓜花卷、鸡蛋、生菜叶	苹果、龙眼	米饭、西红柿巴沙鱼、紫菜蛋花汤	香蕉、开心果	米饭、青菜豆腐、炖排骨

续表

时间	早餐	上午点	午餐	下午点	晚餐
周二	牛奶、全麦面包、蔬果沙拉、鸡蛋	香蕉、核桃	米饭、牛肉土豆丁、菜心、蘑菇汤	圣女果、西瓜	米饭、茄子炖肉、西蓝花
周三	豆浆、胡萝卜包子、鸡蛋	酸奶、火龙果	米饭、清蒸鲈鱼、三鲜汤、炖南瓜	酸奶、花生米	面条、红烧茄子、炒猪肝
周四	牛奶、鸡蛋、面包、果仁菠菜	西瓜、提子	糙米饭、香菇鸡肉、青瓜、青菜豆腐汤	红豆沙、银耳莲子羹	鲜虾菜心水饺、青菜汤
周五	牛奶、玉米馒头、鸡蛋、芹菜丁	小西红柿、酸奶	米饭、红烧鸡腿、青菜肉末汤	橘子、巴旦木	花卷、木须肉、鲤鱼炖豆腐
周六	豆浆、鸡蛋、蔬菜饼	酸奶、开心果	糙米饭、鲜椒豆腐、香菇肉丝	柚子、饼干	大米红薯粥、木须肉、西红柿炒鸡蛋
周日	牛奶、鲜虾菜心包、鸡蛋、紫薯	银耳莲子羹、香蕉	鸡丝面条、青菜鱼丸汤、香菇鸡肉	酸奶、红枣	米饭、红烧豆腐、紫菜肉丝汤

表2展示的是2号家庭的一周膳食。2号家庭注重"三餐两点"

的饮食规则，并且上午点和下午点的食物能量没有超过正餐，仅作为补充，这是非常合理的。但是 2 号家庭也存在一些不足。

① 奶和奶制品不够。一周中仅有四天提供了牛奶，其他时间没有提供奶和奶制品。对于生长发育期的孩子来说，奶是非常好的钙源，建议保证孩子每天奶和奶制品的摄入量。

② 食谱中坚果摄入量不足，仅在周三下午点提供了一点儿花生米，可适当增加一两次坚果。

③ 海产品摄入不足。鱼肉中含有优质蛋白及不饱和脂肪酸，对于孩子的发育有很多益处，建议适当增加鱼肉的摄入量。

④ 建议增加适量的肝脏。肝脏是很好的维生素 A 和铁的来源，对这个年龄段的儿童有很大益处，一周可考虑吃 1~2 次。

⑤ 蛋类很少。

表2 2号家庭一周食谱

时间	早餐	上午点	午餐	下午点	晚餐
周一	牛奶、南瓜花卷、煎鸡蛋	木瓜、龙眼	米饭、红烧鱼丸、白菜、黄豆猪脚汤	绿豆沙、鹌鹑蛋	米饭、中式热狗、紫菜肉丝汤
周二	豆浆、豆沙包、海鲜粥	香蕉、葡萄	米饭、牛肉土豆丁、菜心、蘑菇汤	菊花茶、鹌鹑蛋	米饭、红烧豆腐、豆芽肉丝汤

时间	早餐	上午点	午餐	下午点	晚餐
周三	豆浆、豆沙包、海鲜粥	苹果、火龙果	米饭、糖醋排骨、三鲜汤、炖南瓜	葡萄、花生米	米饭、肉末茄子、萝卜丝骨头汤
周四	豆浆、蜜汁包、鲜肉米粉	西瓜、提子	馒头、香菇鸡肉、青瓜、海带骨头汤	红豆沙、鹌鹑蛋	三鲜水饺、青菜汤
周五	牛奶、奶油馒头、西红柿鸡蛋面	梨、小西红柿	米饭、红烧鸡腿、青菜肉末汤	橘子、红枣	花卷、木须肉、清蒸鲤鱼
周六	南瓜粥、鸡蛋、油条	酸奶、黄瓜	米饭、青菜炖豆腐、红烧肉	苹果、饼干	鸡丝面、红烧牛肉炖土豆、蔬菜沙拉
周日	豆浆、鸡蛋、面包	紫薯、西瓜	糙米饭、葱香鲤鱼、蚝油生菜	哈密瓜、桃子	米饭、京酱肉丝、青椒炒肉、牛奶

　　表3展示的是3号家庭的一周餐食，这个家庭的饮食存在几点不足。

① 每天的餐食安排只有四列，没有给孩子安排上午的加餐，早餐结束之后，就直接是午餐时间再吃饭了。这对于活动量大、还处在生长发育期的学龄前儿童是不合适的。"三餐两点"制的饮食原则，对于这个年龄段的孩子是适用的，应该去遵从。早餐和午餐之间应该补充一点儿食物，可以选择点心、水果、奶和奶制品。

② 整体而言，奶和奶制品非常少，几乎没有看到有明确地提到牛奶或酸奶的地方。奶制品对于孩子的生长发育非常重要，应该增加奶和奶制品的摄入。

③ 鸡蛋和坚果类也非常少。

④ 早餐非常简单，基本就是粥、包子、油条或汤面，没有新鲜的蔬菜和水果。我们建议在早餐中给孩子配上一些新鲜蔬果，可能的情况下添加一些豆制品。此外，整个下午点也非常简单。

⑤ 建议考虑肝脏的适量摄入。

表3　3号家庭一周食谱

时间	早餐	午餐	下午点	晚餐
周一	瘦肉粥、包子	蒸南瓜、骨头汤、炒火腿肠、米饭	龙眼	炖排骨、绿豆粥、鸡蛋汤、米饭
周二	青菜粥、鸡蛋	炒鸡肉、青椒炒胡萝卜、馒头	小蛋糕	红烧肉、素炒土豆丝、面条

续表

时间	早餐	午餐	下午点	晚餐
周三	猪肉粥、油条	腐竹炒芹菜、骨头汤、米饭	饼干	红烧带鱼、溜丸子、小米粥、葱油饼
周四	豆浆、面包	猪肉炖豆角、炒丝瓜、米饭	香蕉	白萝卜炖牛肉、香菇鸡翅、面条
周五	瘦肉汤粉条	葱香鲤鱼、地三鲜、米饭	橘子	南瓜粥、油盐花卷
周六	鸡丝面	红烧肉炖粉条、炒豆芽、米饭	酸奶	地三鲜、炖排骨、米饭
周日	豆浆、鸡蛋、青菜包	土豆丝、莴苣炒肉、清汤面	苹果	白菜炖肉、香菇鸡翅、馒头

希望上述 3 个家庭的食谱例子能够帮助家长和老师们更好地了解孩子的膳食搭配，起到实际指导作用。

外出就餐小建议

随着生活条件的改善，很多家长会带着孩子在外就餐，去一些喜欢的餐厅,尝一尝外面的食物。这有利于孩子品尝不同食物的味道,扩展眼界。但是外出就餐时家长应该注意以下几个方面。

（1）餐厅主题适合孩子　对于孩子来说,外出吃饭吸引他们的不仅是美味的食物,还有餐厅的外观、摆设、环境、主题等。因此,在带孩子外出就餐时,家长最好先考虑一下餐厅的环境是否干净整洁,主题和食物种类是否适合孩子,诸如此类。当然,家长还要注意餐厅里是否有一些对孩子安全存在隐患的设备设施,比如水池、过多的玻璃装饰、一些有可能划伤孩子的尖锐物体等。

（2）外出就餐前要有一定准备　外出吃饭,自然不是一小会儿的事情,家长们在外出之前就要做好一定的准备,以备不时之需。比如多带一件罩衣,以免衣服不慎弄脏。如果孩子在家里有自己使用习惯的餐具,家长也可以给他们带上,因为餐厅的餐具孩子不一定使用习惯,这会影响到孩子进餐的心情。

（3）餐桌上的文明礼仪　孩子就餐时的文明礼仪也是非常重要的。家长平时在家就应该帮助孩子养成良好的餐桌文明礼仪,像如何使用刀叉,如何使用筷子,如何在进餐时不发出过大的声音,不能用手抓食物,不应大声喧哗影响别人,等等。

（4）外出就餐如何点菜　带孩子外出吃饭不像成人自己外出吃饭,点的菜一定要营养丰富,荤素搭配合理,最好让孩子自己点几个他爱吃的菜,家长要尊重孩子,并且给孩子选择的权利。当然,如果孩子点的是油炸、辛辣之类的菜品时,家长最好给孩子讲讲这些食物的坏处,给出更好的推荐。

食育，
在孩子心里播下健康的种子

第三章 识"食""误"者为俊杰

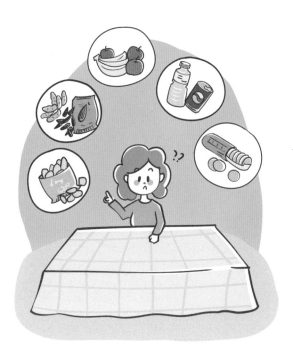

食育，在孩子心里
播下健康的种子

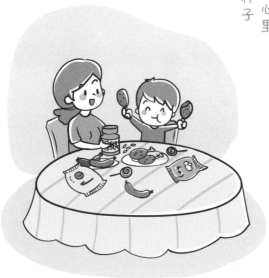

学龄前期是孩子体格、智力发育和行为及生活方式形成的关键时期。一方面，为满足生长发育的需求，孩子对各种营养素的需求增大；另一方面，该阶段也是孩子饮食行为问题的多发期。不合理的膳食结构，饮食行为问题如偏食、挑食、不良的早餐习惯、不恰当的零食习惯等，都将会对儿童的营养健康产生重要影响。本章将重点讲述一些生活中常见的饮食误区和解决方法，并对家长中普遍存在的与膳食营养相关的疑惑进行解答。

饮食疑惑您问我答

在生活中，许多家长和老师想为孩子设计健康营养的饮食，但是由于专业知识的不足，往往在食物选择上产生一些疑惑。比如，如何给孩子选择零食和饮品？牛奶和酸奶哪个更好？如何正确补钙？牛奶、豆奶、豆浆该如何选择？这一节内容着重给大家答疑解惑。

花样零食如何选

市售的零食种类很多，膨化类食品、焙烤类食品、坚果、糖果、水果、饮品等倍受人们喜爱。由于这类食品香甜可口，颜色诱人，所以对于孩子来讲，零食的吸引力往往大于一日三餐的吸引力。但对于家长而言，有的家长直接把吃零食归类到不良习惯，禁止孩子吃零食；而有的家长却一味迁就孩子的口味，孩子想吃什么就给什么。这都不是正确的态度，不利于孩子的健康成长。

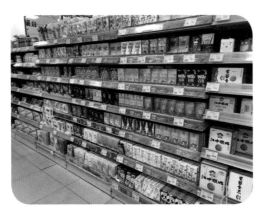

其实，科学地教孩子认识与选择零食，对孩子的成长是有益的。学龄前儿童的饮食要实行三餐两点制。在某种程度上说，这两点可以当作零食。那么应该如何为孩子选择加餐的食物，或者说如何为孩子选择零食呢？对于日常的零食，最好从如下几类食物中选择。

第一类，水果蔬菜类。根据时令选择新鲜的当季水果、蔬菜，比如苹果、香蕉、橘子，或者西红柿、黄瓜等。

第二类，饮品类。一般建议给孩子饮用鲜牛奶、酸奶、鲜榨果蔬汁（不额外加糖）等，也可以饮用一些自制红豆汤、绿豆汤、银耳莲子羹。

第三类，谷薯类。比如馒头、面包、薯类、全谷类制品如全麦面包、全麦饼干、粗杂粮小糕点。

第四类，鱼禽肉蛋类。一般可以选择新鲜鱼、肉制品，避免选择咸鱼、香肠、腊肉、鱼罐头等；煮鸡蛋、鸡蛋羹也可作为孩子零食的选择。

第五类，豆制品及坚果类。豆制品如豆腐干、豆浆；坚果类如核桃、花生、开心果、瓜子等。坚果属于高能量食物，含有较多的脂肪和营养素，适量摄入有益孩子健康，但摄入过多会引起能量过剩，并影响孩子的正餐进食，所以每次的量要注意。

在零食的食用方面有几点需要注意。

（1）食用时间　零食的食用应在时间上加以限制，并有一定规律，最好选在两餐之间。如上午 10 点前后，下午 3~4 点，不要在正餐前吃零食，以免影响孩子正常吃饭。

（2）食用数量　每次不要让孩子吃太多，一定要掌握好食量，以免影响正餐食欲。如 1 小片面包，2~3 块饼干，1 杯酸奶，1 个水果，几小块肉干，一小把坚果类食物（如花生、核桃、开心果等）。

（3）种类选择　在零食种类上，最好选择含有正餐所缺乏营养素的零食，以补充正餐营养的不足；同时还要注意零食的形状、硬度、大小等应符合孩子的生理特点，防止由于食物呛入呼吸道引发危险。比如孩子吃花生米、瓜子等零食时，应在家长的看护和指导下进食，切忌孩子一边玩耍一边吃，以免零食被吸入气管，引起窒息。零食应以水果、奶类为主，可以补充必要的维生素和矿物质，不要过多食用糖果、巧克力和冷饮等。

学龄前儿童应少吃或避免吃的零食

学龄前儿童应少吃或避免吃的零食见表4。

表4　学龄前儿童应少吃或避免吃的零食

应少吃或避免吃的零食	原因
油炸类食品	大量维生素被破坏；可能还含有致癌物质，长期食用增加成年时发生心血管疾病的危险
腌制类食品	含盐过高，增加肾脏负担，长期食用增加患高血压的风险
加工肉类食品（香肠、肉松等）	通常含有多种食品添加剂，如防腐剂、着色剂、香料或香精等
糖果类	过多糖分摄入会影响正餐食欲，且能量较高，其他营养素均较少；不注意口腔及时清洁还容易引起龋齿
碳酸饮料	含磷酸、碳酸，长期饮用可能会导致体内钙的丢失；含糖量过高，如果在餐前饮用，会影响正餐进食量
方便类食品（主要指薯片和膨化食品）	通常添加多种食品添加剂，如防腐剂和香精等；多数产品营养不均衡，有的能量较高

续表

应少吃或避免吃的零食	原因
罐头类食品（包括鱼肉类和水果类）	通常采用高温罐装，导致大量维生素被破坏；能量较高，营养成分不平衡
蜜饯类食品（果脯）	通常添加多种食品添加剂，如防腐剂和食用色素等；糖分、盐分过高
冷冻甜品类食物（冰激凌、冰棒和各种雪糕）	含奶油和糖较高，食用过多会影响正餐进食量，寒凉食物也会引起消化道不适
烧烤类食品	含有大量苯并芘类物质（致癌物质）；街头烧烤产品还容易发生多种食品安全问题

多种饮品如何选

中国营养学会推荐，2~3岁孩子每天推荐饮水600~700毫升，4~5岁孩子每天推荐饮水700~800毫升（注：这里的水不包含日常膳食中的汤水和牛奶等）。家长和老师应该注意引导孩子了解喝白开水的益处；同时家长应该以身作则，自己也养成良好的饮水习惯，从而培养孩子喝白开水的习惯。

奶及奶制品中的钙含量丰富且吸收率高，是孩子钙摄入的良好食物来源，孩子每天摄入 300~400 毫升的牛奶，可保证钙摄入量达到适宜水平。家长和老师要鼓励孩子每天喝奶，或者食用奶制品，养成每天饮奶的习惯。对于乳糖不耐受的孩子，建议避免空腹饮奶，喝低乳糖的奶或者去乳糖的奶，比如酸奶或者舒化奶。

可以给孩子做一些自制的饮品，如绿豆汤、红小豆汤、银耳莲子羹、雪梨汤等。此外，还可以给孩子饮用一些鲜榨果蔬汁。但是，果蔬汁并不能代替新鲜的蔬菜水果，也不能够完全代替白开水。提醒家长注意，鲜榨水果汁含糖量也很可观，过多饮用同样需注意高糖摄入问题。

有一些饮品是不适宜孩子喝的，比如含糖饮料、碳酸饮料、营养型和功能型饮料、酒类饮料。含糖饮料、碳酸饮料有诸多坏处：营养失衡，增加儿童龋齿、肥胖和糖尿病的发生风险。营养型饮料添加了果汁、牛奶，所以受到孩子的欢迎，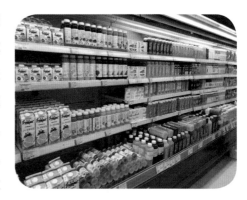但其中的营养成分与纯牛奶、新鲜水果相差甚远，而且其中添加了防腐剂、糖精、香精等对孩子健康无益的物质。功能型饮料是具有保健作用的软饮料，它适合于特定人群，有的含有咖啡因等刺激中枢神经系统的物质，并不适合孩子饮用。对于 3~6 岁的孩子来讲，酒类饮料应该杜绝，无论是果酒还是啤酒，对于孩子的发育都是有害无益的。

餐具选择有技巧

在教会孩子熟练识记各种食物的同时，容易被我们忽略的一点就是，给孩子准备饮食所需要的餐具也是至关重要的一环。了解各种餐具的优劣，帮助孩子选择最适合他们的一款餐具值得家长和老师去学习。以下是几种常见餐具类型的优缺点分析。

（1）不锈钢餐具　不锈钢餐具好清洗，不容易生细菌，不含有害的有机化合物，不怕摔，双层不锈钢小碗不烫手，适合孩子使用。但选用时家长应注意，不锈钢餐具有"13-0""18-0""18-8"三种代号。代号前面的数字表示铬含量，后面的代表镍含量。铬是使产品不生锈的原料，镍是耐腐蚀原料，镍含量越高，产品质量就越好。但是镍、铬是重金属，所以一定要选择技术过硬、质量过关、符合国家标准的产品。还要注意不能用不锈钢餐具长时间盛放酸性食物，而且不锈钢餐具不能用于微波炉。

（2）搪瓷餐具　搪瓷餐具是较为传统的餐具，优点是保温好，有害物质含量少。但搪瓷餐具怕摔，不能用于微波炉。家长应注意搪瓷餐具虽然很适合孩子，但也不能用得太久，使用一段时间后必须更换，以防止掉瓷误食，也要注意不要买内壁有花纹的搪瓷餐具。

（3）玻璃、陶瓷餐具　玻璃和陶瓷餐具是人们主要使用的餐具，比较环保，大部分可以用于微波炉。但这类餐具容易摔碎，并可能割破孩子的手指。所以，给孩子使用时应特别注意安全。此外，陶瓷餐具要买釉下彩的，选择的方法很简单，就是表面光滑、摸不出花纹感的陶瓷餐具。当然，纯色无花纹且表面光滑的陶瓷餐具更好。

（4）仿瓷餐具　仿瓷餐具质地柔和，光滑如瓷器却又很轻薄，不怕摔，不变形，保温性能也很好。但仿瓷餐具在高温下有可能产生有害物质，且不适用于微波炉。家长如果给孩子使用这类餐具，应注意仿瓷餐具的底部有无企业详细信息及生产许可证QS标志和编号，还要看产品是否上色均匀，是否变形，表面是否光滑。仿瓷餐具买回家以后用开水煮半小时，晾半小时后再煮半小时，反复4次，若有发白和黑点，则是质量不过关的次品。

（5）塑胶餐具　塑胶餐具重量轻、样子好看，能让孩子对吃饭更有兴趣，而且防摔。家长应该注意，塑胶餐具不适合盛装需要保温和太油的食物。购买时最好选择无色透明或素色的。如果是为了吸引孩子注意，餐具外部可以有图案，但是内部不要有图案。千万别买有气味的、色彩杂乱的塑胶餐具。

牛奶酸奶乳酸菌，火眼金睛辨优劣

牛奶营养丰富，含有蛋白质、多种维生素和矿物质，特别是钙的含量高且易为人体吸收利用。酸奶是以生牛（羊）乳为原料，经杀菌、接种有益菌发酵后制成的一种奶制品；乳酸菌饮料是指以乳或乳制品为原料，在经乳酸菌发酵制得的乳液中加入水、食糖和（或）甜味剂、酸味剂、果汁、茶、咖啡、植物提取液等调制而成的饮料。

1. 酸奶和乳酸菌饮料孰优孰劣

酸奶和乳酸菌饮料虽然大多是在牛奶的基础上加工制作而成的，但是两者的营养价值却并不相同。酸奶中蛋白质含量远高于乳酸菌饮料，虽然乳酸菌奶也含有乳酸菌、牛奶等，并且也冠以"某某奶"，

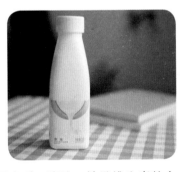

但实际上其中只含有少量的牛奶，蛋白质、脂肪、铁及维生素的含量均远低于酸奶。二者的主要区别可以查看配料表。如果"水"是第一项，则肯定是乳酸菌奶，酸奶配料表的第一项都是鲜牛奶。此外，一般酸奶的蛋白质含量在3%左右，而乳酸菌饮料只有1%。所以从营养价值上看，乳酸菌饮料不如酸奶。但目前市面上不少乳酸菌饮料添加了数量可观的活性益生菌，能够起到调节肠道微生态的作用，

也具有一定的选择亮点。

2.酸奶和牛奶孰优孰劣

那么对于酸奶和牛奶，这两者相比又如何呢?

我们知道牛奶是营养价值很高的饮品:牛奶中含有多种氨基酸，其中人体必需的氨基酸有 8 种，牛奶中的蛋白质属于优质蛋白，消化吸收率可达 87%~89%;乳脂肪容易被消化吸收;牛奶中含有人体所需的各种维生素，是 B 族维生素的良好食物来源，特别是维生素 B_2;牛奶矿物质含量丰富，是钙的良好食物来源。

酸奶几乎保留了牛奶中所有的营养成分，而两者唯一的区别在于酸奶中加入了乳酸菌:酸奶中的乳酸菌可以将乳糖分解为乳酸，对于乳糖不耐受的人群，酸奶是较好的选择;酸奶中的乳酸能够与钙结合，增加人体对钙的吸收;乳酸能够增加蛋白质的吸收利用率;乳酸菌发酵产生的有机酸可以调节肠道微生态，具有保健作用。

酸奶和牛奶中的热量也是人们比较关注的问题。为了增加酸奶的适口性，生产者往往在酸奶中额外添加糖（砂糖、果糖）来调味。因此，与牛奶相比，相同质量或体积酸奶中的热量更高一些，日常选择时应该注意这一点。

总之，酸奶与牛奶的营养价值基本相同，各有所长:牛奶价格便宜，易于储存，性价比较高;酸奶更适合乳糖不耐受者。

都说补钙很重要，钙片牛奶哪个好

钙对于快速生长发育的儿童至关重要。根据中国营养学会的推荐，2~3 岁儿童钙的摄入量为每天 600 毫克；4~5 岁儿童钙的摄入量为每天 800 毫克。

膳食中的钙是儿童补钙最主要的来源，奶及奶制品中含钙量丰富且吸收率高，是钙的最佳来源。每天喝 300~400 毫升牛奶，就能补钙 300~400 毫克，同时保证含钙丰富的其他食物如豆及豆制品、虾皮、坚果、绿叶蔬菜等的摄入，就可以保证学龄前儿童每天钙的摄入量达到适宜水平。

只要不是严重缺钙需要治疗，儿童补钙应以食补为主，谨慎服用钙剂。儿童胃肠功能较弱，市面上常见的如碳酸钙、葡萄糖酸钙、柠檬酸钙、液体钙等吸收率较低；另外，儿童服用大量的钙剂，会影响锌元素的吸收。

儿童适当补钙，不仅是指单纯增加钙的摄入量，还应该考虑到钙的吸收和利用。影响钙吸收的一个重要因素是维生素 D，日光照射皮肤合成维生素 D 是儿童维生素 D 重要的来源。因此，应该鼓励孩子经常参加户外活动或游戏，促进皮肤中维生素 D 的合成及钙的吸收和利用。此外，动物肝脏、蛋黄、鱼、肉及豆类含有丰富的维生素 D，也可以促进钙的吸收。

牛奶豆浆与豆奶，孰优孰劣细道来

牛奶、豆浆和豆奶是我们生活中最常饮用的三种饮品，均有较高的营养价值，但在营养成分上存在一些差异。那么这三者到底有什么区别呢？

（1）牛奶　牛奶富含优质的蛋白质，是钙的良好的食物来源，并且牛奶中钙、磷比例适宜，易于吸收。此外，牛奶中含有人体所需的多种维生素，特别是维生素 A 和维生素 B_2。但是牛奶也是三者中脂肪含量最高的，而铁的含量较低。

（2）豆奶　豆奶往往是在豆浆中添加部分牛奶制成。豆奶中蛋白质的含量与牛奶比较接近，但钙含量低于牛奶。豆奶中几乎不含维生素 A，维生素 B_2 的含量也远低于牛奶，约为牛奶的 1/3。需要注意的是，很多市售豆奶都添加了大量糖，购买时需注意尽量选择低糖或无糖的豆奶。

（3）豆浆　豆浆是由大豆加工而成，是日常生活中常见的豆制品之一。豆浆中的蛋白质含量与牛奶接近，但钙含量远不如牛奶。此外，豆浆中的饱和脂肪酸、碳水化合物、维生素 A、维生素 B_2 含量与牛奶相比也较低。豆浆中不含胆固醇，且含有丰富的植物甾醇，对心血管疾病有益。

总之，三者的营养价值的比较，实际上就是牛奶和大豆的比较。《中国居民膳食指南（2016）》建议"餐餐有蔬菜，天天有水果"，把牛奶、大豆当作膳食的重要组成部分。因此，牛奶和豆浆最好每天都饮用。

孩子三餐在园吃，回家是否要加餐

幼儿园安排孩子日常的饮食结构为三餐两点，即早中晚三次正餐，在此基础上，上下午各安排一次加餐。幼儿园的营养配餐基本能满足孩子日常的营养需求。但是，为了保证孩子的饮食安全，一般幼儿园提供的生鲜食物相对较少。因此孩子回家后，家长可以让孩子适当吃一些水果、蔬菜等。一般情况下，幼儿园的晚餐时间是在 16:30~17:00，食物在胃内消化的时间约为 2~3 个小时，家庭晚餐时间一般是在 19:00~20:00，此时孩子胃内容物基本排空，应当给孩子适当补充易消化的食物（松软的面包、饼干等），否则孩子长时间没有进食，会影响夜间生长激素的分泌，对孩子的生长发育不利。

饮食误区及早远离

由于自身营养知识的相对缺乏，杂乱的大众科普的诱导，许多家长产生了一些饮食误区，如"越贵越有营养""肉比青菜有营养""孩子长身体要多吃补品"等。以至于生活中会见到下列现象：认为孩子"胖"等于"壮"，越胖越好；给孩子选择食物的时候，认为越贵越有营养；认为青菜没什么营养，应该让孩子多吃肉；认为孩子长身体需要吃补品，给孩子食用人参、鹿茸、灵芝等保健品。上述孩子饮食营养的误区，生活中比比皆是。错误的营养观念，对于孩子的健康成长，有着十分不利的影响。

含脂食物也有用，不能完全被杜绝

我国儿童青少年超重、肥胖率呈逐年上升趋势，"小胖墩"越来越多；通常被认为老年人专属的高脂血症，在儿童青少年中也屡见不鲜。过量摄入高脂膳食是肥胖和血脂紊乱发生的危险因素。因此有些家长"谈脂色变"，认为摄入脂肪含量高的食物，对孩子身体健康百害而无一利。那么真的是这样吗？

事实上，同蛋白质一样，脂肪也是膳食中重要的营养素，常温下呈固态的叫脂，主要来自动物脂肪组织，如我们常吃的猪、牛、羊的肥肉；呈液态的则称之为油，主要来自植物性食物，如我们平常炒菜用的植物油（花生油、豆油、葵花子油等）。

脂肪具有重要的生理功能：① 与相同质量的碳水化合物、蛋白质相比，脂肪的产能是最多的；② 脂肪可以在体内贮存，起到保温和润滑的作用；③ 脂肪可以改善食物的色、香、味、形，使食物更加美观，增加食欲；④ 脂肪可以促进脂溶性维生素如维生素 A、维生素 D 的吸收。

除上述生理功能外，更为重要的是，脂肪可以提供孩子生长发育所需的必需脂肪酸，而必需脂肪酸对儿童神经系统的发育具有重要的作用。

此外，食物中的反式脂肪酸也是我们应该关注的问题，天然食物中反式脂肪酸含量极少，但人造黄油、人造奶油、蛋糕、饼干、油炸食品等是反式脂肪酸常见的食物来源。反式脂肪酸对身体是百害而无一利的，应尽量减少食用。

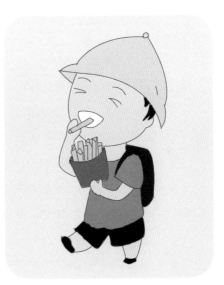

总之，家长应该合理安排孩子的膳食：适当增加孩子膳食中鱼、坚果等富含不饱和脂肪酸的食物的摄入；烹调使用植物油代替动物油；尽量避免让孩子吃炸薯条、人造黄油等食物。

知识小链接

认识食物中的脂类

脂肪是体内重要的供能和储能物质，在脂溶性维生素的膳食来源和吸收中发挥重要作用。根据其化学结构可以将脂肪分为饱和脂肪酸、单不饱和脂肪酸和多不饱和脂肪酸。不同种类脂肪结构的差异决定了其生理功能的差异。

（1）总脂肪　总脂肪是各种脂肪的总称，大量研究表明总脂肪摄入与体重显著相关。过多脂肪的摄入会增加肥胖发生风险。当前，我国儿童超重、肥胖问题十分严峻，应避免学龄前儿童摄入脂肪含量过高的膳食，控制和减少高脂肪含量零食的摄入。

（2）饱和脂肪酸　饱和脂肪酸多存在于动物脂肪和乳类脂肪中。过多饱和脂肪酸会引起血中低密度脂蛋白（LDL-C）水平升高，增加心血管疾病的发生风险；适度饱和脂肪酸的摄入有助于"血管清道夫"——高密度脂蛋白（HDL）的形成，因此不能因噎废食，完全限制饱和脂肪酸的摄入。

（3）单不饱和脂肪酸　油酸是单不饱和脂肪的代表，主要存在于茶油、橄榄油和棕榈油中，单不饱和脂肪酸可以降低血胆固醇、甘油三酯和 LDL-C 的水平而不会降低 HDL-C 的水平。

（4）多不饱和脂肪酸　亚油酸和 α-亚麻酸是人体必需的脂肪酸（EFA），对于婴幼儿的生长发育至关重要。脱脂奶或低脂膳食喂养的幼儿容易发生 EFA 的摄入不足，EFA 的缺乏可引起生长迟缓、皮疹以及肾脏、肝脏、神经和视觉疾病。

① n-6 多不饱和脂肪酸：这类脂肪酸完全来自于植物，日常所用的植物油中富含该类脂肪酸。增加 n-6 多不饱和脂肪酸可调节血脂，降低 LDL 和总胆固醇的水平，对于婴幼儿生长发育、妊娠等具有积极作用。

②n-3 多不饱和脂肪酸：植物油和鱼油（主要包含 EPA 和 DHA）是该系列不饱和脂肪酸的主要膳食来源；DHA 在婴儿视觉和神经发育中发挥重要作用，婴儿 DHA 摄入不足会导致注意力受损、认知障碍、视力异常等；WHO／FAO 推荐学龄前儿童每天 EPA+DHA 的摄入量达 100~150 毫克，可有助于孩子的生长发育。

总之，脂肪结构的不同决定了其不同的生理功能，控制总脂肪摄入量，用单不饱和脂肪和多不饱和脂肪的油类替换富含饱和脂肪的食物。对于学龄前儿童，应该选用富含必需脂肪酸的植物油如大豆油、优质菜籽油等烹调食物，避免高脂肪的油炸食物的摄入。

以汤泡饭虽方便，久吃却是害处多

有的孩子不爱吃菜，却喜欢用汤或水泡饭吃，也有家长觉得这种吃法既方便又有营养。其实不然，经常吃汤泡饭会产生诸多不良影响。

（1）不利于消化，加重胃肠负担 "汤泡饭，嚼不烂"。我们吃进去的食物，首先要在口腔中进行初步消化。牙齿将食物切磨成小块，同时唾液腺不断分泌唾液，与食物充分混合，唾液中的淀粉酶使淀粉分解成甘甜爽口的麦芽糖，便于胃肠进一步消化吸收。汤和饭混合在一起吃，孩子经常连汤囫囵咽下，咀嚼时间短，唾液分泌也少，食物在口腔内还没有嚼烂，就同汤一起咽进胃里去了。这种吃法使得舌头上的味觉神经没有受到足够刺激，胃和胰脏产生的消化液不多，并且消化液还被汤冲淡，使吃进去的食物不能很好地被消化吸收，加之此阶段孩子的胃肠功能尚不完善，长此以往，会对孩子的消化系统产生不利的影响。

（2）不利于安全饮食习惯的养成　孩子的吞咽功能不是很强，如果长期吃汤泡饭，由于吞咽速度过快，容易使汤汁米粒呛入气管，造成危险；另外，学龄前是促进孩子良好饮食行为形成的关键期，细嚼慢咽能够保证食物充分的消化吸收，也利于品尝食物的美味。而长期食用汤泡饭，不利于孩子养成细嚼慢咽的饮食习惯，会对孩子的健康造成不良影响。另外，不良饮食行为一旦养成，便难以改正。

（3）减少孩子的正常饭量　由于饭与汤混合之后体积膨胀变大，加之有大量的汤液进入胃部，孩子饱腹感增加，影响其他食物的进食，长期这样进食易导致营养摄入不足，不利于孩子的健康成长。

因此，为了孩子的健康考虑，家长和老师应该尽量引导儿童少吃汤泡饭。

科学使用电冰箱，小小窍门须掌握

食物保存不当不仅会引起食物感官形状的改变，更重要的是直接影响食物自身的营养价值，甚至危害健康。日常生活中，冰箱是最普遍的保存食物的电器。无论是动物性食物还是植物性食物，低温保藏的安全系数都比常温保藏要高，尤其是新鲜的食材，比如新鲜蔬菜、肉类。一般情况下，当天吃的食物，放到4℃冷藏室就可以了。如果当天吃不完的肉类，需要放到冷冻室里，这样保藏的时间会更长一些。但需要注意，冰箱不是保险箱，冰箱的不恰当使用，会影响食物的保存效果，甚至影响食物安全。因此，我们应该掌握正确的食物存储方法。

（1）食物分类、分层保存　很多家庭甚至幼儿园把冰箱当成保险柜了。冰箱的每一层都摆满各种食物，新鲜蔬菜、剩菜、面包等生熟食物混杂在一起。这种做法是不对的。冰箱并不是绝对的保险柜，冷藏的温度并不能完全抑制生食携带的细菌、真菌、寄生虫的繁殖，生熟食品在冰箱中的混合放置会产生交叉污染，如果直接摄入这些食物，或者加工、加热不彻底，就可能会出现食品安全问题，威胁人体健康。所以，冰箱中的食物应该分类、分层进行保存。新鲜的蔬菜和水果建议放到冰箱最下层，因为放到最上层，在重力的作用下蔬果上的细菌、寄生虫卵可能会下落到其他直接入口的食物上；直接入口的食物应该严格与生食分开，每样独立包装，不要敞口放置，可以先放到带盖的密闭保鲜盒里再置于冰箱中，尽量减少被污染的可能。

（2）当天不食用的动物性食物放到冷冻室保存　动物性食物营养丰富，为细菌提供了良好的繁殖环境，低温环境可以在一定程度上抑制细菌的繁殖，但是仍然无法终止食物腐败变质的进程。冰箱

冷冻室的温度为 −23℃ ~ −18℃，在这种情况下，微生物的生长繁殖被抑制，可以防止食物的腐败变质。但是有些家长或幼儿园的厨师认为冻过的肉和新鲜肉的味道不一样，冻过的肉味道不佳。这里给大家介绍一个方法，"速冻缓融"可以保持肉的味道和口感。"速冻"是指将肉快速冻上，而当要食用时，宜缓慢解冻，如将肉取出来先放在室温，再放在温水中缓慢融解。

（3）热带水果不要放在冰箱里　倘若将香蕉、荔枝、火龙果、芒果、龙眼、木瓜、红毛丹等热带水果放入冰箱，过了几天这类水果的果皮就会凹陷，并出现黑褐色的斑点，这是水果冻伤的表现。水果冻伤之后营养成分也会遭到破坏。

水果蔬菜各有长，不能互相被替代

在《中国居民膳食平衡宝塔（2016）》中，蔬菜和水果位于膳食宝塔的同一层。在主要营养成分的组成上，水果、蔬菜有许多相似之处：水分高、能量低；富含多种维生素（尤其是维生素 C）；是矿物质、膳食纤维、植物化学物质的主要来源。因此，有人认为，是不是吃了较多的水果就不用再吃蔬菜，或者吃多了蔬菜就不用再吃水果了呢？其实不然，蔬菜、水果是不能相互替代的。

一般来说，多数蔬菜（特别是深色蔬菜）的维生素、矿物质、膳食纤维和植物化学物质的含量高于水果。水果和蔬菜虽然都含有维生素C和矿物质，但水果中除了鲜枣、猕猴桃等含维生素C较多外，一般水果如苹果、梨、香蕉等所含的维生素C和矿物质都比不上蔬菜里的含量，特别是绿叶蔬菜。从经济角度来说，水果品种没有蔬菜丰富，价格更是较蔬菜昂贵。因此，要想既充足又经济地摄取维生素C和矿物质，还是多吃蔬菜，水果不能替代蔬菜。

同样，蔬菜也不能代替水果。与蔬菜相比，水果也有其自身的优点。除了味道香甜、食用方便、因烹调导致的营养损失较少外，多数水果都含有蔬菜中没有的具有生物活性的非营养物质，如各种有机酸、酚酸类物质和芳香类物质。这些物质可刺激消化液分泌，开胃消食，并促进多种矿物质的吸收，具有抗菌消炎、抗氧化、预防癌症等作用。另外，水果一般生吃，没有高温加热过程，营养素保存相对较好，而大多数蔬菜炒熟才吃，高温加热会对蔬菜中一些不耐高温的营养素造成破坏。

满目补品保健品，乱食误补伤身体

好多老师家长咨询孩子不爱吃饭，是否可以给孩子长期吃营养补品？这个做法是不可取的。没有任何一种单一的食物能够满足人体各种营养的需要，也没有任何一个营养补品能够满足人体所有的营养需要。补品，只是滋补某一个方面的营养素不足。若是营养品或补品选择不当，反而会影响孩子健康。原因如下：① 孩子处于生长发育期，盲目进补容易导致内分泌紊乱，激素水平异常，造成性早熟和其他疾病；② 进补不当，可能会影响其他营养素的吸收和利用，造成营养失衡；③ 各种"口服液""滋补品"等摄入量本来很小，其中对人体有益的部分只是微量，并不能满足营养需求。

但是在一些特殊的情况下，饮食不当已经造成孩子身体发育存在问题时，可以根据孩子的个体情况选择适合的营养品：① 严重挑食，不爱吃蔬菜、肉、水果的孩子，可适量补充复合维生素；② 不爱活动、日晒少的孩子，建议额外补充维生素 D；③ 很少吃乳制品，或者很少吃富含钙的食物的孩子，建议补充钙剂；④ 便秘，同时又不爱吃蔬菜、水果的孩子，建议补充膳食纤维和益生菌；⑤ 不爱吃鱼或者家里很少吃鱼的孩子，为了保证大脑发育，建议补充多不饱和脂肪酸，如鱼油（DHA）。

最后提醒，有些家长为孩子购买许多营养品，却不重视日常三餐。孩子生长发育所需的能量、蛋白质、维生素和矿物质主要是通过每日三餐获得的，如果依赖营养品和滋补品作为孩子的营养来源，其实是舍本逐末，反而不利于孩子的健康成长。

错误食育危害大，家长老师须注意

不建议家长以惩罚或者诱导的方式来培养孩子的饮食习惯。以西蓝花为例，很多孩子不爱吃西蓝花，于是有些家长会说，宝宝，你吃一口西蓝花，我就奖励给你一颗糖或一块巧克力。结果可能孩子把西蓝花吃了，但他的目的是想吃那块巧克力。而这会让孩子形成一种理念，巧克力是好东西，是需要付出努力才能换来的，西蓝花是个不好的东西。这样的做法其实是事与愿违的。

我们经常听到有些家长说，让孩子远离这些垃圾食品，但是一到做引导的时候，又会出现这样的情况：宝宝，今天幼儿园的故事大王评选比赛，你要好好地表现，只要你上台讲故事，你生日的时候我就带你去麦当劳，把你的好朋友都带上。这样做的结果是什么？是让孩子觉得麦当劳的食品是好的，我要好好努力才能得到。家长一方面在跟孩子说这些高热量的食物、油炸的食物、含糖饮料对健康是有害的，是垃圾食品，孩子不应该吃；但是另一方面，家长又把这些垃圾食品作为一种奖励手段。这是一种错误的教育孩子的方法。

此外，在日常生活中，家长没有足够的时间照顾孩子时，会让孩子看电脑或电视，并且在孩子看电脑或看电视节目时给孩子准备一些零食，孩子一边看一边吃零食。这种情况往往造成孩子零食摄入过多，引发肥胖。此外，零食的过多摄入还会影响孩子正餐的进食。这种为了让孩子乖巧而放任孩子过多时间看电视、电脑的教育方法也是不可取的。

食育，
在孩子心里播下健康的种子

第四章 "食" "病" 攸关

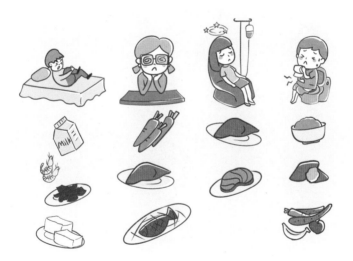

食育，在孩子心里
播下健康的种子

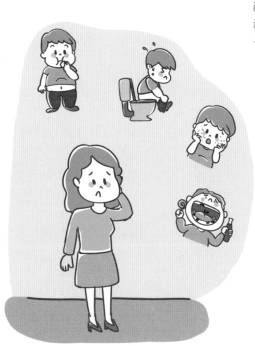

儿童常见疾病除一些成人多见病之外，还有一些是在幼儿时期高发的疾病，如佝偻病、幼儿便秘、龋齿等，这些疾病的发生与饮食习惯有着密切的关系。本章将会对一些与饮食相关的儿童健康问题进行阐述，并提出一些饮食建议。

营养缺乏早知道

3~6岁是儿童生长发育的关键时期，若孩子的饮食搭配不合理，很容易造成营养素的缺乏，进而引发一系列健康问题。在日常生活中，孩子体内缺乏钙、铁、B族维生素、膳食纤维比较常见，本节将会对由营养物质缺乏造成的健康问题进行讲解。

梦中抽筋如何解

抽筋，医学上称为肌肉痉挛，是神经肌肉异常兴奋引起肌肉不自主、无征兆的过度收缩，发作时表现为肌肉明显压榨样收缩，疼痛难忍，可持续数秒或数十秒，之后逐渐缓解，可残留局部痛感，其中最常见的就是小儿的小腿肚和脚趾部位抽筋。

1. 发生抽筋的原因

（1）身体原因

① 运动过度：特别是无氧运动导致肌肉短时间内持续收缩，体内产生大量的代谢废物，夜间肌肉紧张的状态未得到改善，过多的酸性代谢产物堆积未能及时清理，可刺激小腿抽筋。

② 出汗过多：运动时间长、无氧运动量大、出汗多，导致体内液体和电解质大量丢失，如低钙、低钾、低镁，大量代谢废物堆积、内环境紊乱，也容易发生痉挛。

（2）外部环境

① 寒冷刺激：寒冷是发生抽筋的最常见直接诱因，可直接刺激引起腿部肌肉强烈收缩和血管突然痉挛。

② 局部压迫：如长时间仰卧使被子压在脚面，或长时间俯卧使脚面抵在床铺上，迫使小腿某些肌肉长时间处于压迫状态，引起肌肉被动挛缩和血供不足。

（3）饮食因素

① 缺钙：在肌肉收缩过程中，钙离子起着重要作用。由于孩子体内钙消耗过多，当血液中钙离子浓度太低时会引起低钙血症，肌肉容易兴奋而痉挛。

② 缺乏维生素 D：孩子户外活动减少，不能充足接触阳光，维生素 D 的缺乏不利于钙的吸收。

2. 发生抽筋时的处理方法

一般抽筋得到及时处理多数能即刻缓解，但是如果反复发作则需就医排除血管、神经的器质性病变，以免延误病情。当发生抽筋时，只要反其道而行之，即朝其作用力相反的方向扳脚趾并坚持1~2分钟以上，即可收效。日常生活中，当小腿后面的肌肉抽筋时，可坐位或靠墙，双手扳脚尖使脚趾上翘，并尽量伸直膝关节，热敷或轻度按摩放松紧张的肌肉。

3. 预防抽筋的方法

（1）驱寒保暖　睡前用热水烫脚，每日对小腿肌肉进行按摩，促进局部血液循环。

（2）适当锻炼　平时加强体育锻炼和运动，活动前注意热身，以改善血供，增强肌肉收缩能力。

（3）适当补钙　多吃含维生素D、钙丰富的食物如牛奶、虾皮、海带、豆腐。另外，每天服用鱼肝油、多晒太阳也有助于钙的吸收利用。

（4）改善血供　提倡饮食清淡，多食富含维生素 C（如新鲜蔬菜、瓜果）和植物性蛋白（如豆类及其制品）的食物。

食物视力密相关

处于生长发育期的孩子，拥有良好的视力健康对保证其未来的高质量学习尤为重要。孩子视力健康主要受以下三方面因素影响，下面给大家逐条说明。

（1）营养与饮食习惯因素　膳食搭配不合理、孩子挑食、偏食会导致一些与视力相关的营养素摄入不足。蛋白质的缺乏不利于眼部组织的修补更新，维生素 A 的缺乏会导致眼睛对黑暗环境的适应能力减退，严重的时候容易患夜盲症，而维生素 A 的缺乏与干眼病的发生也有一定的关系。此外，钙具有消除眼睛紧张的作用，钙摄入不足也会影响孩子的视力。

（2）生活习惯因素　生活习惯同样对孩子的视力发育影响巨大，视力异常的孩子经常有不良生活习惯。长期睡眠时间少、书写采光条件差、看电子产品时间长距离近及户外运动时间过少等，均会造成孩子的眼睛得不到充足的休息，继而导致视力的下降。

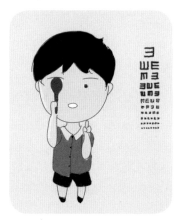

（3）遗传因素　遗传因素是影响孩子视力的重要因素，父母的高度近视往往会导致孩子的视力异常，而母亲在怀孕期间的生活习惯，如主动与被动吸烟、暴饮暴食、偏食、孕期服药及胎儿在出生时的一些情况往往也会导致视力异常的出现。

综上，家长在预防孩子的视力问题时应该从纠正孩子的饮食习惯和生活习惯做起，并帮助孩子养成良好的饮食习惯和生活习惯。如何预防孩子近视，有以下做法。

（1）注意用眼卫生 平时在孩子看书或者看电视时，提醒孩子注意休息眼睛，可以经常眺望远处，还可以教会孩子做眼保健操。

（2）膳食上注意补充有益于眼睛的物质

① 注意补充蛋白质：蛋白质是细胞的组成成分，眼部组织的修补更新需要不断地补充蛋白质，因此要注意孩子膳食中的瘦肉、禽肉、动物内脏、鱼虾、奶类、蛋类和豆类的补充。

② 注意补充维生素A：维生素A的最好来源是各种动物的肝脏、鱼肝油、奶类和蛋类，以及植物性食物（如蔬菜中的胡萝卜素、苋菜、菠菜、韭菜、青椒、红心白薯和水果中的橘子、杏子、柿子等）。

③ 注意含钙食物的摄入：奶类、鱼类、豆类、虾皮中的钙含量都比较丰富。

当然，最重要的是要注意用眼卫生，对眼睛有益的食物只是提高眼睛的抗疲劳能力。

预防缺铁怎么做

据世界卫生组织资料显示，全球总人口贫血患病率是24.8%，学龄前儿童的贫血患病率是47.4%。国内有关调查资料显示，我国城乡儿童贫血发病率约为27%~40%。

1. 发生缺铁性贫血时的症状

（1）早期缺铁性贫血病人常无明显症状，可能会有易疲劳、乏力等非特异性症状，常常被忽略；中度贫血病人表现为心动过速、心输出量增多等，病人感觉心悸，心脏听诊有收缩期杂音；严重贫血病人可发生呼吸急促，稍事活动或情绪激动即有气急。有些缺铁性贫血病人表现出特殊的神经症状，如容易兴奋、激动、烦躁、头痛等，这在儿童中尤其多见，还可影响小儿生长发育、劳动耐力和细胞免疫功能。

（2）影响消化系统功能和消化酶的分泌，出现食欲不振、恶心、呕吐、腹胀甚至腹泻，还可有吞咽困难或吞咽时有梗塞感，极少数病人可出现异食癖。肾血管收缩和肾脏缺氧可导致肾功能变化，出现多尿、尿比重降低及血尿素氮增高。

（3）可出现口炎、舌炎、舌乳头萎缩和毛发干枯脱落，指（趾）甲缺乏光泽、变脆而易折，重者指（趾）甲变平，甚至下凹呈钩状（反甲）。

2. 发生缺铁性贫血的原因

缺铁性贫血常由膳食摄入不足、吸收不良、失血、多次妊娠和儿童的迅速生长等因素造成。对于3~6岁儿童，缺铁性贫血可发生于下列几种情况。

（1）铁的需要量高而摄入不足　儿童正处于生长快速的阶段，

铁的需要量高，如果饮食中缺少铁，易致缺铁性贫血。人乳、牛乳或羊乳铁的含量均很低，如果以乳类或谷类食物为主要营养而未及时增添蛋黄、肝、肉类等食物，常发生缺铁性贫血。

（2）铁的吸收不良　由于十二指肠对铁吸收率最高，如果胃或十二指肠出现病变，以致食物中的铁没有很好被吸收，储存铁被用完后可出现缺铁性贫血。

（3）铁的丢失增加　失血，尤其是慢性失血，也是缺铁性贫血很重要的一个原因，如消化道溃疡、某些寄生虫病、食管静脉曲张出血等。

3. 如何预防幼儿发生缺铁性贫血

患缺铁性贫血的孩子首先要遵医嘱，服用铁剂进行治疗，同时改善饮食也是一种重要的辅助手段。

（1）进食含铁丰富的食物　如动物肝脏、瘦肉、鱼肉、鸡蛋、豆类和小白菜、菠菜、荠菜、西红柿、葡萄、红枣、樱桃等。黑木耳、芝麻酱含铁量也很高。

（2）荤素搭配可以促进铁的吸收　餐中如含有提高吸收效率的肉、鱼、鸡、植物性食物，非血红素铁的吸收能明显提高。比如黑木耳炒肉，可提高黑木耳中铁的吸收；将猪血和豆腐加醋做成汤，其中的猪血和醋可以促进豆腐中的铁的吸收。

（3）多食富含维生素C的新鲜蔬菜、水果及果汁　可以增加非血红素铁的吸收。

（4）选择含叶酸、维生素 B_{12} 的食物　如动物肝脏、瘦肉，以及大白菜、菠菜、青菜等，有助于贫血的治疗。

（5）用铁锅、铁铲烹调食物　可以使脱落下来的铁分子与食物结合。用铁锅炒菜时，还可适量加些醋，促进铁的吸收和利用。

（6）需注意牛奶是贫铁食物　牛奶中铁含量很低，相比之下，豆类，如黑豆、黄豆、豆浆等食物含铁丰富。

（7）缺铁很严重的孩子还可以考虑食用铁强化食品　例如铁强化酱油、豆浆、奶粉、米粉等，这些食品在营养标签或标识上都有说明，应注意细心选择。

小儿便秘须重视

便秘的常见症状是排泄物干燥，排便时间间隔久，或者排便不顺畅。引起孩子便秘的原因如下。

（1）饮食不足　当孩子进食量少时，肠胃消化食物后残渣变少，导致排泄物减少。

（2）饮食不当　孩子偏食，喜欢吃肉，少食或不食含有纤维素的食物，如全谷物食物或者蔬菜、水果类，也容易引起便秘。

（3）没有形成规律排便的习惯　作息不正常、不按时排便等，都是常见的引起便秘的原因。比如很多孩子没有固定如厕时间，导致上课时想排便，但又不方便去解决，就只好憋着，这也会导致孩子便秘。

（4）肠道疾病。

孩子长期处于便秘状态会产生腹胀、食欲减少等现象，不仅会影响孩子的饮食，还会引起诸多健康问题，如肛窦炎、直肠炎、肛裂等，研究发现便秘也是引起肠癌的因素之一。那么，应该怎么调整膳食来预防孩子便秘呢？

（1）若是由膳食不足引起的便秘，应增加食物量。孩子精力好，运动量大，消耗的能量多，所以每三四个小时就要补充能量。考虑到孩子的胃容量小，应该坚持"三餐两点"制。

（2）注意给孩子补充膳食纤维。日常膳食中给孩子适当吃一些粗粮和薯类，比如糙米、玉米、紫薯等。此外，蔬菜、水果也富含膳食纤维，对于预防便秘有良好的效果。

（3）孩子每日应该饮用足够的水，多吃些对轻微便秘有作用的水果，如香蕉。

（4）鼓励孩子适度运动，促进肠蠕动，并且养成定时排便的好习惯。

小儿常见健康问题

孩子的健康问题一直备受关注，众所周知，饮食与孩子的健康息息相关。有一些常见的小儿健康问题就是由于饮食不当引起的。本节将会对一些小儿常见健康问题进行讲述，并提出合理的饮食建议。

超重肥胖巧预防

儿童肥胖除极少部分为继发性肥胖，即先天性遗传病、代谢性疾病、神经和内分泌疾病等因素引起的肥胖外，绝大多数为单纯性肥胖，主要是由于摄入的能量超过身体消耗的能量而引起的脂肪堆积。这类儿童大多食欲好，不爱活动，长得胖乎乎的，皮下脂肪丰厚且均匀分布于全身及四肢，智力正常。

儿童单纯性肥胖不是由单一病因引起的，与饮食、运动、遗传、生长环境等因素都有关系。

（1）饮食过量　肥胖儿童普遍食欲较好，即便在不饥饿的时候也有旺盛的食欲，且喜欢吃高热量、高脂肪的食物。进食速度也快，容易吃过量。

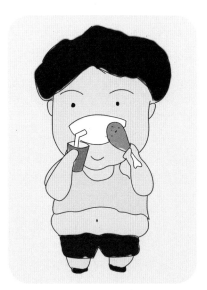

（2）运动不足　不喜欢户外活动、每天看电视时间过长，因而导致缺少活动，相对能量剩余。

（3）家族遗传　父母肥胖，孩子也容易发生肥胖。

（4）出生体重和喂养　目前研究发现，孩子出生时体重过重和过早地进行非母乳喂养，也是引起儿童肥胖的可能原因之一。

肥胖对于孩子的身体健康和心理健康都有着不利的影响。幼儿期肥胖发展为成人肥胖的危险性比正常儿童高2~3倍，而且肥胖可能导致儿童高胆固醇血症及糖尿病等慢性疾病，还会影响孩子的心肺功能。此外，由于肥胖可能会受到别人的嘲笑，会引起孩子心理过度敏感、自卑，从而影响孩子心理健康。因此，家长和老师必须懂得，肥胖不等于健康，应该做好儿童肥胖的预防。

饮食干预对于预防和控制儿童肥胖有着非常重要的作用。

（1）在保证孩子生长发育日常所需营养的情况下合理安排饮食，肥胖孩子的三餐尽量以白水煮、凉拌、清蒸、低糖低脂肪的膳食为主，并严格限制红烧肉、炸鸡腿、薯条、碳酸饮料、奶油等高脂肪、高热量食品的摄入量。

（2）提倡高纤维饮食，多食新鲜果蔬，这对保持减肥中的孩子的营养均衡也是非常重要的。

（3）对于吃得快、食量大的孩子，可以让其进食1~2两蔬菜或喝少量汤，以产生一定的饱腹感，减少能量摄入，并教育孩子放慢进食速度。

（4）少喝含糖饮料。

另外，适当增加孩子的运动量也是必不可少的。肥胖的孩子应坚持体育活动以增加能量消耗，少看电视，每天进行一定量的户外活动和体育锻炼。

小儿腹泻莫大意

小儿腹泻是儿科常见的疾病之一，临床表现为大便次数增多，多为黏液便或水样便，还伴有呕吐、发热、恶心等症状。

小儿腹泻发生的原因分为内因和外因，内因主要是指孩子的体质因素，孩子年龄较小，胃肠道、神经、内分泌及免疫系统尚未发育成熟；外因主要有饮食（不科学的喂养方式、食物过敏等）、感染等。

研究表明，食物受到微生物污染是小儿腹泻发生的重要原因，改善饮食是预防小儿腹泻的重要的干预手段：①选择新鲜食物；②注意饮食卫生，蔬果清洗干净，制备食物前洗手，食物充分煮熟、适当保存；③注意孩子饮水卫生。

腹泻患儿的膳食应该如何安排？对于腹泻的患儿，应注意调整膳食构成，可给予米汤、稀粥、稀释牛奶、烂面条、苹果泥，由少到多，由稀到稠。奶制品应该选择易于消化的，比如酸奶、脱脂奶。此外，可以摄入一些豆腐、淡鸡蛋羹、鸡蛋汤、不甜的饼干或点心、面包、软饭等食物。腹泻停止以后，可以进食一些软饭，如稀饭、烂饭、烂面条、面片，副食以清淡为主，如蛋羹、瘦肉丸子、鱼羹等。在这些食物里可以适当加些葱或蒜，注意不要过咸。

食物过敏怎么办

食物过敏是指人体对食物抗原产生的超敏反应，由于小儿特殊的生理状况，小儿食物过敏的发生率高于成年人。

小儿食物过敏主要的临床表现为消化道、皮肤和呼吸道症状。

（1）消化道症状　速发型胃肠道反应的典型表现为进食过敏食物后几分钟到 2 小时内发生恶心、腹痛、肠绞痛、呕吐和（或）腹泻；婴幼儿的症状不典型，主要表现为食欲差、间歇性呕吐、生长发育迟缓或间断腹痛。

（2）皮肤黏膜症状　皮肤是第二个最常出现症状的靶器官，临床表现为荨麻疹和血管性水肿、特应性皮炎。

（3）呼吸道症状　食物过敏很少会单独引起呼吸道症状，常与消化道症状及皮肤黏膜症状一同发生。

食物种类繁多，其中有一小部分食物容易引起过敏反应。在我国最常见的引起过敏的食物有鸡蛋、牛奶、海鲜、鱼等。学龄前儿童刚接触成人膳食，较易发生食物过敏。那么在日常生活中，应该如何预防小儿食物过敏呢？

（1）购买食物时注意食品标签，有引起孩子食物过敏成分的食物不要购买。

（2）有相应过敏史的孩子，家长应注意在外就餐点菜时提醒不要添加导致过敏的食材。

（3）家长与学校建立良好的沟通交流平台，明确告知学校孩子对哪些食物过敏，防止孩子在学校出现食物过敏的情况。

牙齿问题多关注

牙齿是人体最坚硬的器官之一，但并不是固若金汤、百毒不侵的。在幼儿时期，孩子可能会因为缺钙、饮食不当、日常卫生习惯不好等各种原因导致牙齿出现问题，例如龋齿和单侧咀嚼食物。

1. 龋齿

龋齿也就是我们生活中俗称的"虫牙"。它是指牙齿在多种因素的作用下，硬组织中的无机物脱钙，有机物分解，牙齿逐渐被破坏形成缺损的一种疾病。未经治疗的龋洞是不会自行愈合的，其发展的最终结果是牙齿脱落。

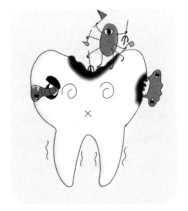

乳牙发生龋齿，会给孩子带来不良的影响。龋齿的疼痛可以影响孩子的进食，致使不敢用有病牙齿进行咀嚼，食物没有经过细细咀嚼就囫囵吞枣地进到胃里，加重了胃的负担，引起胃痛。龋齿如果没有得到及时治疗，还会进一步发展引起牙髓的炎症和牙根尖周围的炎症，造成的疼痛难以忍受，非常痛苦。孩子因为疼痛，长期用单侧牙齿吃东西会影响到颌面部生长发育，甚至造成一边脸大一边脸小的畸形。

那么应该如何预防龋齿的发生呢？

（1）教育孩子从小就养成良好的卫生习惯，如饭后漱口、睡前刷牙，睡前不吃糖和零食。

（2）食物要多样化，以提供牙齿发育所需要的丰富营养物质，还要注意多咀嚼韧性大的食物。给孩子多食用含钙的食物能有效预防龋齿的发生，如牛奶、鸡蛋、大豆类制品等。此外，尽量少吃一些含糖量高和含色素的饮料及食物。

（3）定期检查口腔，及时发现龋齿，及时治疗。

2. 单侧咀嚼食物

若家长或老师发现孩子两侧牙齿的磨损程度不一样，那么孩子可能有单侧咀嚼的习惯，也就是喜欢用一侧的牙齿咀嚼。造成孩子喜欢单侧咀嚼的原因大多为一侧牙齿存在问题，咀嚼食物时可能疼痛或不适，因此不得已采用另一侧的牙齿咀嚼。

单侧咀嚼对孩子牙齿十分有害，主要表现如下。

（1）影响面部发育　由于总用一侧牙齿吃饭，使得另一侧的颌骨和肌肉得不到锻炼，影响两侧面部发育。

（2）引发龋齿、牙周炎、牙龈炎等疾病　这是由于咀嚼食物是牙齿自洁的过程，经常不用的那一侧牙垢堆积，易形成牙结石，继而引发其他牙齿问题。

（3）影响咀嚼侧牙齿的使用寿命　主要是由于该侧牙齿严重磨损，超负荷工作所致。

解决孩子单侧咀嚼最重要的是及时发现并治疗牙齿问题，同时还要注意纠正孩子单侧咀嚼的习惯，这样才能保证孩子牙齿健康。

食育，
在孩子心里播下健康的种子

第五章 "食" "礼" 飘香

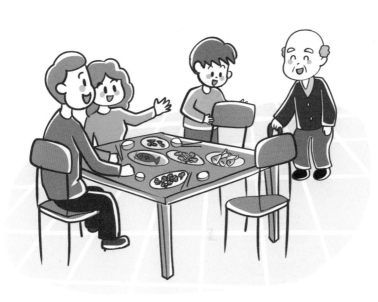

食育，在孩子心里
播下健康的种子

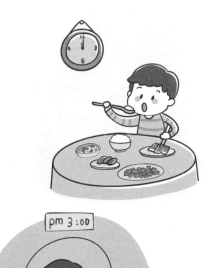

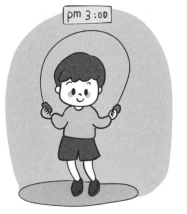

pm 3:00

人之所以异于动物，关键就在于人有礼仪，人与人之间的关系首先就是礼仪关系。有礼的人，言谈举止的每个细节都透着尊重；不懂礼的人，无礼的举动也渗透在行为言语的各个方面。《礼记·礼运》说："夫礼之初，始诸饮食。"饮食礼仪是一切礼仪制度的基础，吃饭时的礼仪反映了一个人基本的教养。所以在中国，至迟在周代时，饮食礼仪就已经形成一套相当完善的制度。让儿童从小了解并学习餐桌礼仪和文化具有重要的意义。

孩子该知道的餐桌礼仪和餐桌文化

"礼"体现了一个人的素质，应该从小培养。"礼"的培养需要环境，而就餐时间，恰好是人的一生接触比较早的培养礼仪的良好时机。不要用"孩子还小"这句话来掩盖孩子的各种缺点和无礼。中国有句俗话"三岁看大，七岁看老"，有些礼仪习惯一旦形成，成年以后就很难改变。一个彬彬有礼的孩子成长的背后，一定有大人们长期的言传身教与引导。接下来我们就来聊聊孩子应该知道的餐桌礼仪和餐桌文化。

餐桌礼仪勿忽视

随着现代生活的快节奏化，父母与孩子面对面交流的机会逐渐减少，而餐桌教育不仅有助于培养孩子个人素质，而且可以加强亲子之间的沟通。调查显示，许多外国父母极其注重孩子的餐桌教育，让孩子从小就养成良好的餐桌礼仪。日本许多家庭的餐桌犹如课堂，他们称之为"食育"；美国的家长则比较注重环保教育，让孩子及早懂得对食物的感恩；英国一向以绅士风度而著称，所以他们对进餐礼仪十分看重，英国孩子一般2岁时就开始系统地学习用餐礼仪，4岁时就基本全部学会了，有些家庭甚至还特地请来当地有名的教师，对孩子进行餐桌礼仪教育。显然，国外对餐桌礼仪教育十分看重，在他们看来，一个"无礼"的孩子，不仅个人学养不够，家教缺乏，成人之后更难以在社会上立足。

相比较国外现阶段孩子的餐桌礼仪教育，中国父母虽然也重视对孩子礼仪的教育，但是大多数人并不会在幼儿这一时期对孩子进行餐桌礼仪的特别培养。孩子大多是家长们的手心肉、心头宝，尤其是大城市的孩子常常由家中老一辈的人来看护，这使得孩子被"特殊化"。

①家中就餐的长辈、平辈们还没有到齐，家长却唯恐饿着孩子，让孩子直接在餐桌上大快朵颐。

②孩子喜欢吃什么就全部给孩子，没有做到引导孩子合理饮食，直到孩子因为吃过多糖或者巧克力而长了龋齿才意识到应该限制一些糖类食物。

③ 就餐期间，大人们难免会交流近况，孩子却不停地打断，大人也不阻止。

④ 几个孩子聚在一起嬉笑打闹，转动桌盘，玩撒食物。

⑤ 吃相不雅，举止欠妥。

⑥ 入席、离席来去自如，旁若无人。

我国是饮食文化大国，家长更应该把传统餐桌礼仪传承给下一代。早期餐桌礼仪的培养，可以使孩子拥有良好的餐桌文化和优雅的饮食礼仪，有助于树立其独立性、自信心；有利于孩子专注力、秩序感的培养；促进孩子身心和谐发展。

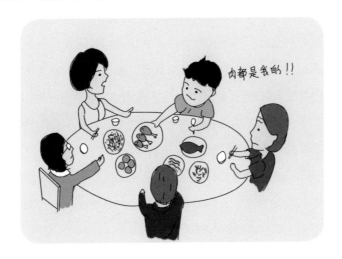

1. 良好的餐桌礼仪，起始于孩童时期的培养

蒙台梭利指出，"儿童良好行为习惯的养成期是 2 岁半到 6 岁，如果错过这一时期，孩子的行为习惯教育就难以重来。"孩子幼年

时期大脑极其活跃，极易接受外界的各种刺激，留下深刻的印象。这个时期若是家长不注意孩子的餐桌教育，孩子形成的坏习惯可能伴随他一生。相反，若是在饭桌上家长和老师们能有意识规范自身的言行举止，为孩子创造一个良好的礼仪学习环境，潜移默化地对孩子进行礼仪教育，就有助于激发孩子礼仪学习积极性，提高孩子礼仪学习意识。

2. 良好的餐桌礼仪，反映着家长和家庭背后的教育习惯

孩子从小就有很强的模仿能力，家长的一言一行都会直接影响到孩子。有人说"孩子的心灵就像是一张白纸"，孩子这一张"白纸"画得好还是坏，与家长日常生活当中的言谈举止息息相关。如果孩子在饭桌上不注重自己的餐桌礼仪，除了会给人留下不礼貌的印象，还会让人联想到孩子家长的个人素质和家庭教育习惯。当然，餐桌礼仪的培养也不应该仅仅限于餐桌之上。一言一行的身教，胜于空洞乏味的言传。家长要教会孩子的不能只限于"请""谢谢""对不起"，而是通过自身的行为让孩子感受到这些简单词汇背后所富含的并不简单的深意。比如家长对待服务人员的态度，打喷嚏遮住嘴巴，餐桌上静静倾听别人的谈话，等等。

3. 良好的餐桌礼仪，有助于孩子发展社会性

俗话说"礼多人不怪"，懂礼节、重礼节不仅不会被别人厌烦，相反还会获得别人的尊敬、认同和亲近，无形之中拉近了同他人的

心理距离。比如生活中最简单的例子，大家都喜欢有礼貌的孩子，一般都会和那些有礼貌的孩子一起玩，有礼貌的孩子也更容易受到长辈、老师的青睐。

从心理学上讲，被众人接纳的程度高，有利于建立和谐的人际关系，有利于打开局面，发展事业。俗话说："饭桌看人品"，"一顿饭丢掉三十万年薪""一顿饭丢掉一桩婚姻"的教训并不鲜见。现在不少雇主把共同进餐视为考察新员工如何与他人交往的一次机会，有时餐桌上的交往可以反映出新员工作为团队工作者的潜质和从一种环境转向另一种环境的能力。所以，就餐不仅仅是吃一顿饭，而更多的是一种社交活动，一举一动、一言一行都是一个人的内在修养和气质的体现。

中西礼仪差异大

随着中国经济的发展，人民生活水平的提高，许多家长会选择在假期带着孩子出国旅游，领略国外山川大地的壮观及独特的风土人情。无论到哪里游玩，走进餐厅品尝一下当地的特色美食是必不可少的。这就需要家长既要教会孩子掌握本国的中餐礼仪，又要教会孩子一些基本的西餐礼仪。出了国门，家长更要让孩子从小就明白，文明旅游体现着个人的修养素质，更体现着一个国家的文明程度。下面将从座次安排、上菜顺序、餐具、餐桌氛围等几个方面浅谈一下中西餐桌礼仪的差异和特点。

1. 座次安排

（1）中国　从古到今，随着桌具的演进，座位的排法也发生相应变化。总的来讲，座次"尚左尊东""面朝大门为尊"，家宴首席为辈分最高的长者，末席为辈分最低者。宴请客人，首席为地位最尊的客人，主人则居末席。首席未落座，其他人都不能落座；首席未动筷，其他人都不能动筷。入座的时候，要从椅子的左边进入。主人必须注意的一点是，切不可让客人坐在靠近上菜的座位。

现代较为流行的中餐宴饮礼仪，其座次借西方以右为上的法则，第一主宾坐在主人的右边，第二主宾坐在主人的左边或者第一主宾的右边。

（2）西方　西方一般"以右为尊，以左为次"。女主人宣布晚宴准备就绪后，男主人引导宾客依次就座。一般座位的安排以男女分隔而坐的原则，男主宾先就座，其位置在女主人的右边，而女主宾则在男主宾的右边，其他的夫妇则以对角方式入座。

家长应该尽早让孩子接触座次的规矩——按位落座，长幼有序。告诉孩子，座次安排是有礼仪的，按礼仪去找自己应该坐的座位，不能喜欢哪里就坐哪里，那是不礼貌的行为。

2. 上菜顺序

（1）中餐　上菜顺序一般是先上凉菜、饮料或酒，然后是热菜、主食和汤，最后是水果和甜点。

① 上菜时，一般"左上右撤"。以餐桌第一主人的位置为准，不在主人和主宾身边进行，从圆桌的左边上菜，右边撤菜。

② 上每一道新菜时，需将上一道剩菜移向第二主人一边，将新上的菜放在主宾面前，以示尊重。

（2）西方　上菜程序通常是黄油面包、冷菜、海鲜、主菜、甜点、咖啡和水果。当然并不是所有的菜品都要点，点太多吃不完反而失礼。

① 冷菜也叫开胃小菜，作为第一道菜，一般和开胃酒并用。

② 点菜并不是由前菜开始点，而是先选一样最想吃的主菜，再配上适合主菜的汤。

③ 点酒时不要硬装内行。在高级餐厅里，会有精于品酒的调酒师拿酒单来，对酒不大了解的人，最好告诉他自己挑选的菜色、预算、喜爱的酒类口味，请调酒师帮忙挑选。主菜若是肉类则应搭配红酒，鱼类则搭配白酒。上菜之前，不妨来杯香槟、雪利酒或吉尔酒等较淡的酒。

家长应告诉孩子上菜要按规定的顺序来，不能按自己的喜好打乱上菜顺序。

3. 餐具

（1）中餐　主要有筷子、碟、碗、勺子等。

① 在正式的宴会上，水杯通常放在菜盘的左上方，酒杯放在菜盘右上方。

② 筷子只用来夹取食物，其他用途均为失礼。

与人交谈时要暂时放下筷子，不能挥舞筷子；不能将筷子竖放在食物上；不论筷子上是否残留食物，千万不要去舔；公筷、公勺不能据为己用；切忌将筷子长短不齐地摆放在桌子上。

（2）西餐 主要有刀子、叉子、碗、盘子、碟子等。

① 就餐时，不能拿着刀叉指手画脚，刀叉应摆放在盘子上。

② 餐品不要一次性切好，要边吃边切。用刀切肉时最好切一块吃一块，不要切得满盘子都是肉块。孩子如果手臂力气不够，也可由家长先将食物全部切好，再一块一块地吃。

③ 用餐时必须注意姿势，尤其手臂不可太张开而妨碍邻座。

4. 餐桌氛围

中餐餐桌的"闹"和西餐餐桌的"静"形成了鲜明的对比。西方人虽然平常喜欢"闹"，但是在西餐桌上，他们习惯于专心致志地面对自己的盘中餐，即使讨论问题，也是低声细语。他们用的刀和叉一般都是金属的，碟子是瓷的，但是很少会听见刀叉和碟子之间咣当咣当撞击的声音。而在中餐餐桌上，一般比较热闹，中国人习惯性在餐桌上交谈、让菜、劝酒等。

如果孩子在中国习惯了中餐餐桌上的热闹，家长应该提前告诉孩子，在外国西餐厅里就餐的时候，要尊重西方的饮食习惯，保持安静的就餐环境。除了不要随处乱打乱闹，说话时要小声，用餐时也要避免餐具互相乱撞发出声响。

5. 停菜方法

（1）中餐 用餐结束时，筷子应整齐地放在靠碗右边的桌上，并应等客人们都放下筷子，主人示意离席后方可以离开，不能自己吃完了放下筷子就走，这样做是很没礼貌的表现。

（2）西餐 中途如果离开，可以将刀叉八字交叉放在盘子上方，以示自己还会回来接着就餐，这样服务员就不会将你的餐具收拾走。用餐结束时，要将叉子的下面向上，刀的刀刃侧向内与叉子并拢放在盘子上，以便于服务员收拾。在西方国家做客时，最好吃完所有的菜，以示对主人的尊重。如果实在吃不完，事先要跟主人说明情况。

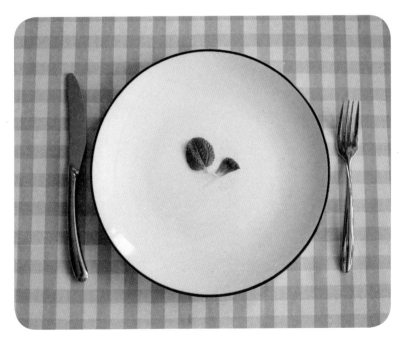

餐桌礼仪养成记

"吃相"不是个人私事，在社交场合与朋友一起吃饭，"吃相"便成了社交礼仪。孩子在用餐过程中的每一个细小动作，都反映了个人的修养及他背后的家庭文化和教养。文明有礼的"吃相"不是即兴"演出"，而是家庭长期熏陶的结果。餐桌文化和餐桌礼仪将跟随孩子一生，家长一定要从小就注意培养孩子的餐桌礼仪。

1. 餐前礼仪

（1）从小父母就会教育我们"谁知盘中餐，粒粒皆辛苦"，即使现在经济条件明显比以前好，农业技术也有质的飞越，我们仍要怀着一颗感恩的心来享受每一顿饭。常怀感恩之心的孩子，会知足常乐，珍惜今日生活来之不易。感恩之心是一切道德的起源，"常怀感恩之心"应从生活中每一件小事起步，从节约每一粒粮食做起。从小就养成不浪费粮食的习惯，这对于孩子日后形成勤劳朴素的品质也是很有帮助的。

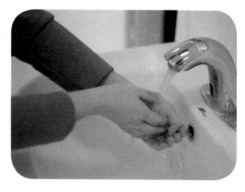

（2）吃饭之前要洗手，避免病菌从口入。科学家做过这样一个调查，

一只没有洗过的手，至少含有 4 万~40 万个细菌。指甲缝里更是细菌藏身的好地方，一个指甲缝里可藏细菌 38 亿之多。这足以证明饭前洗手是非常有必要的。

（3）帮忙摆好餐具，让孩子学会正确使用餐巾纸。

（4）《弟子规》中有"或饮食，或坐走，长者先，幼者后"，这就说用餐也要遵循长幼有序，请长辈先入座，家人各就各位，全家人都坐定后，长辈动过筷，孩子才可动筷。

2. 用餐礼仪

（1）坐正坐直，保持挺拔的姿势，有助于胃肠消化。

（2）学习正确端碗、吃饭　孩子大拇指在碗边缘、其余四个指头放在碗底（龙含珠，左手拿碗的姿势；凤点头，右手拿勺筷吃饭的姿势），并养成习惯。

（3）用餐过程中，随时保持桌面的整洁。不要把盘里的菜拨到桌上，不要把汤泼洒出来。嘴里的骨头和鱼刺不要吐在桌子上，可用餐巾掩口，用筷子取出来放在碟子里。掉在桌子上的菜，不要再吃。

（4）正确使用筷子，吃饭时不敲打玩弄碗筷，不翻捡盘中食物；使用公筷；筷子上沾有食物时不可夹菜；更不可挥动餐具指人。

（5）夹菜要文明，应等菜肴转到自己的面前才动筷，不要抢在邻座前面夹菜。一次夹菜也不宜过多，把自己碗里、碟里的吃完再去取菜。

（6）不要挑食，不要只盯住自己喜欢的菜吃，或者急忙把喜欢的菜堆在自己的盘子里。

（7）用餐时要细嚼慢咽，这不仅有利于消化，也是餐桌上的礼仪要求。绝不能把食物大块往嘴里塞，狼吞虎咽，这样会给人留下贪婪的印象。

（8）不要边吃饭边聊天，也不要在别人口中有食物时与人聊天。

（9）避免不雅行为　吃饭时如果觉得要打喷嚏了，头应该转向后方，用餐巾捂着嘴；不要发出不必要的声音，如喝汤时"咕噜咕噜"，吃菜时嘴里"叭叭"作响；不要用手指抠嘴，要用牙签剔牙，同时用手或餐巾掩住嘴。

3. 餐后礼仪

（1）用餐结束后，可以用餐巾、餐巾纸或服务员送来的毛巾擦嘴，但不宜擦头、颈或胸脯；餐后不要不加控制地打饱嗝或嗳气。

（2）饭后对准备食物的人表示感谢。

（3）饭后帮助清理餐桌、收拾碗筷或者帮助洗碗。

（4）吃完饭后若要先离席，要跟长辈打招呼："我吃好了。"

如何正确使用筷子

① 把第一支筷子夹在大拇指下面。

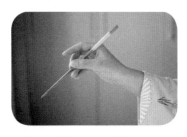

② 像用铅笔一样，把第二支放进来。

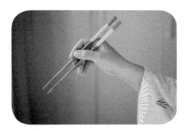

③ 第一支不动，上下动第二支。

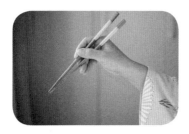

礼仪案例细解析

在讲述培养孩子的餐桌礼仪方法之前，我们先来看个小例子。

小鹏的妈妈应邀带着五岁的儿子小鹏去参加同学的婚宴。因为场合比较正式，参加婚宴的客人也很多，临行前，她特意嘱咐儿子一些必要的餐桌礼仪。然而到了开饭的时候，儿子将之前的嘱咐忘得一干二净。饭菜还没上来的时候，小鹏就纠缠着她说："饿死我了，怎么还不上饭？"还拿着筷子敲打桌子上的碗碟。由于在饭桌上，她也不好直接训斥孩子。当饭菜端到了桌上，别人都还未动筷，小鹏就快速将菜转到自己跟前抢吃，吃起来还吧唧吧唧嘴……那一顿饭吃完，小鹏的妈妈简直是带着小鹏落荒而逃。回到家后，她训斥了儿子，儿子还赌气把自己锁在屋子里。

这让她深深地意识到自己对小鹏的教育出现了问题。于是，她请教了一个家教甚严的朋友。朋友听后表示，餐桌礼仪并不是一下子就能练成的，一个五岁的孩子，指望他临时就记住平常并未注意过的礼仪，确实不是件易事。朋友给了她一些建议，并推荐她看了一些书籍。从那以后，小鹏的妈妈便开始下定决心纠正儿子的不良吃相。在家中，她动员丈夫一起以身作则，吃饭时先请长辈落座，长辈动筷之后才动筷，长辈吃完离开时也会说："再见，下次再聚！"等等。除了自己做好榜样，无论在家或者在餐厅，都反反复复不怕麻烦地告诉儿子一些必要的礼仪，并告诉儿子要自觉去遵守。这样下来，时间久了儿子自然也就明白这些都是他该做的。如果儿子做得不错，家人都会鼓励称赞他，"小鹏真懂事，小鹏做得真好"。

努力总会是有所收获的，有一次开家长会，小鹏的老师甚至专门在全班家长面前表扬了小鹏。老师说，小鹏最近进步很大，最明显的就是用餐时很有礼仪，对待其他事情也比以前懂事多了，并希望其他小朋友也要向小鹏学习。小鹏的妈妈对此也感到很欣慰，并且庆幸自己及早地纠正了孩子的不雅吃相。

看完这个例子，相信大家对如何正确引导孩子掌握餐桌礼仪有了一定的了解，下面我们再来详细谈谈具体的做法。

（1）描述清楚规则　每一种礼仪和规定都不一样，而孩子的认知和理解能力毕竟有限，为了避免孩子误解，这就需要家长详细地向孩子说明，例如看到人要问好，吃东西不说话等。另外，我们在讲东方礼仪和西方礼仪的时候，最好别混在一起讲，否则孩子会很容易混淆，做起来也容易乱套。东方礼仪和西方礼仪最好分开讲。比如说，今天先给孩子讲中国人的餐桌礼仪是什么样的，总共有几个程序，如何排座次？如何使用餐具？过几天再讲西方的餐桌礼仪是什么样的。讲的时候尽量每一条都要说清楚，规则描述明确，包括我们说的餐具摆放的左右问题，落座的前后顺序，等等。

（2）不断重复练习　这个年龄段的孩子学习能力强、学习东西快，但是容易忘。所以，对于某一种动作或礼仪，家长都要有意地加强练习次数和强度，这样能够在孩子的大脑里形成稳定牢固的记忆。比如说，中午就餐时，就可以让孩子演练演练，从座次的顺序到用餐时餐具的摆放，甚至是餐具摆放的禁忌。家长可以刻意地问孩子，假如我把一个筷子插在米饭上了，你看我这样对不对呀？诸如此类的小方法家长都可以拿来用。

"长城不是一朝砌成的"，良好的个人素养也不是一蹴而就的。同样令人称赞的餐桌礼仪需要通过不断地练习才能够养成。因此，家长要不厌其烦地一遍遍提醒孩子，让孩子练习，久而久之，孩子自然就会记住。到时候，即使孩子不刻意做出来，优雅的餐桌礼仪也仿佛是与生俱来，成为一种自然的生活习惯。

（3）家长以身作则　要让孩子学会有礼貌，最简单的方式就是家长以身作则。孩子看到家长的行为，自然就会仿效家长，也就是身教。这其实是非常重要的，如果家长一再地要求孩子要做到这个做到那个，而反观家长自己吃饭的时候发出很大的声音，在饭桌上很吵闹，嘻嘻哈哈大声说话，那么怎么能够期待自己的孩子变得更有礼貌呢？

另外，家庭良好的就餐环境也有助于培养孩子良好的餐桌礼仪。家长可以时常创造全家聚餐的机会，这个过程更利于孩子学会餐桌礼仪。比如家长拿不到所需要的调味品，请孩子帮忙，当孩子拿过来的时候，跟孩子说一声感谢，这样孩子以后也会学得有礼貌。吃饭的时候保持饭桌干净，也不要大声说话。在饭桌上，家人之间可以分享一些所见所闻、所感所悟，促进精神上的分享和交流。当然，如果是过于压抑的或欢快的，就要适可而止，尽量不要破坏轻松和谐的就餐气氛。

（4）目标合理　每个孩子都是独立的个体，家长要尽量了解孩子的能力，对某个孩子有效的方法在其他孩子身上可能完全不管用，并且要注意年龄的差别。正确的餐桌礼仪应按照孩子的年龄分阶段进行教育和训练。第一步要教孩子学会用简单的短语，如"请"和"谢谢"，让孩子明白，如果向别人要什么东西时需要礼仪用语。孩子3岁以后，家长在日常生活中要慢慢教导孩子使用各种餐具。孩子的模仿能力很强，因此家长一定要使用正确的礼仪，这样孩子才能够学习好餐桌礼仪。

当然，要求孩子掌握像餐桌座次、西方的若干餐具的使用方法这样严格的餐桌礼仪，对他们来说还是困难的。但是，家长可以给孩子制订一些合理的目标，并且配合时间计划。比如，家长要求孩子今天就学习摆放筷子，把筷子摆放整整齐齐，还要注意是摆在右边还是摆左边，明天再重复一遍。这个动作学会了，这个礼仪也就学会了，然后再学下一个。要根据孩子的学习速度及时调整目标，哪怕学得慢，但只要能做得标准就是成功的。制订合理的目标有利于孩子循序渐进地掌握并练习好餐桌礼仪。

（5）生动有趣　孩子想象力丰富，都喜欢扮演生活中的人物，有时不妨摆设精美的餐点，邀请孩子盛装赴宴，教会他们举止要与扮演的人物身份相称；还可以讲些孩子都喜欢听的与礼貌相关的故事来教育孩子，让孩子学习故事中乖巧有礼貌的主角。也可以邀请孩子的同学到家里来做客，孩子扮演小主人的角色，在这样一个请客的氛围中，有助于孩子练习平时学到的礼仪并主动去运用它。孩子会想，我该怎么办呢？主人应该怎么做？客人应该做什么？这就像演小话剧一样生动有趣，而在演的过程中，孩子也逐渐地理解了礼仪究竟是怎么回事。家长们不妨尝试一下这个方法。

（6）正面教导　其实，无论多大的孩子，都有一定的逆反心理。如果家长在引导孩子的过程中过多使用"不许这样""不许那样""你这样做是错的""那样做是错的"这样的话，孩子就会觉得自己做什么都不对，也没兴趣去学了。与其在孩子做错事之后去批评，不如事先告诉孩子怎样做是对的，怎样做是好的。一旦孩子做到了就及时表扬他们。孩子获得了家长和老师的肯定，才会更加坚定自己的信心，有动力也更愿意坚持下去。

（7）树立榜样　榜样的力量是无穷的。除了亲朋好友，家长可借助录像带、书籍、图片等进行教育，也可以教孩子向做得好的小朋友学习，甚至电视里的一些餐桌礼仪做得好的动画人物，都可以让孩子以他们为榜样，鼓励孩子像榜样一样有礼貌。榜样的存在或许更能激发孩子的兴趣和学习精神，可起到事半功倍的效果。

我是礼仪小达人

下面介绍一个适合幼儿园操作的餐桌礼仪小活动。

1. 实景简介

在幼儿园，老师和家长们可以每学期组织孩子们进行"餐桌礼仪小比拼"活动，现场选举出礼仪小绅士，并发放小奖品。

2. 事先准备

贴纸（供孩子选择所用）、关于餐桌礼仪的图片（比如西餐餐具各种摆放方式的含义、筷子摆放方式及禁忌、座次安排图）、餐桌、餐具、食物、身份名牌片等。

3. 内容包括

（1）第一轮　每个孩子看图判断对错，并将贴纸贴到认为正确的图案下面，答对者方可进入下一轮评比。

（2）第二轮　老师给出场景，针对场景让孩子说出其中正确的3个礼仪，全部答对者方可进入下一轮评比。

（3）第三轮　角色扮演，给赢得上两轮的孩子发放名牌片（主人、首席等），将孩子带到事先准备好的餐桌、食物面前，从落座开始模拟就餐场景，最后投票选出礼仪小绅士。

孩子的规律饮食如何培养

3~6 岁是孩子生长发育的关键时期，也是良好饮食习惯培养的关键时期。作为家长和老师，要找出孩子饮食不规律背后的原因，把注意力集中在能够改变孩子不良饮食习惯的地方，从根本上发现问题，从而对症下药，使改变孩子饮食不规律的努力事半功倍。家长要有意识地培养孩子规律就餐、自主进食、不挑食的饮食习惯，鼓励每天饮奶，选择健康有营养的零食，避免含糖饮料和高脂肪的油炸食物。为适应学龄前儿童心理发育，应鼓励孩子参加家庭食物选择或制作过程，增加孩子对食物的认识和喜爱。

我们经常看到很小的孩子就开始出现慢性浅表性胃炎，会经常有胃肠炎或者是消化不良，其实这都与不规律的饮食习惯有着直接或间接的关系。那么作为家长或者老师，面对孩子这种不规律的饮食习惯，要先找出孩子饮食不规律背后的原因是什么，从根本上发现问题，这样才能对症下药。下面让我们来聊聊如何帮助孩子建立规律的饮食习惯。

规律饮食从小抓

任何一种好习惯的养成，都要从小做起，所以家长也要让孩子从小就养成良好的进餐习惯。

为什么要从小培养良好的饮食习惯？因为是否规律进餐、进食适量和进食质量都会直接影响孩子的生长发育。有的孩子挑食、偏食，导致营养不全和营养失衡，不仅会影响到现阶段的生长发育，而且这种影响还会持续到成年期。有的孩子喜欢大吃特吃，没有节制，能量过剩且运动不足，长成小胖墩，这样的孩子很容易早早就患上成年人才易得的慢性疾病，如糖尿病、高血压等。因此，从小培养良好的饮食习惯对孩子一生都很重要。

那应该如何培养学龄前儿童良好的饮食习惯呢？首先，需要家长与幼儿园密切配合，很多幼儿园都有规范的进餐习惯培养，如餐桌礼仪、按时吃饭等，但孩子一回家就忘了，家长应该尽到提醒和规范的义务。家长和幼儿园的沟通合作直接关系到孩子良好饮食习惯的培养。其次，应及早让孩子自己使用餐具。有些家长喜欢给孩子喂饭，殊不知家长代劳会剥夺孩子锻炼的机会，而且会导致孩子产生挫败感。孩子在添加辅食之后就可以开始慢慢接触餐具，养成自己用餐具的习惯。家长会发现孩子一旦自己成功吃进去一口饭，他就会非常有成就感。

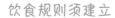
饮食规则须建立

1. 为什么要建立饮食规则

人体有着严格的生理变化规律，破坏这个规律会影响人体健康。孩子正处于肠道系统发育和肠道屏障完善的关键时期，所以在这个时期养成良好饮食习惯尤为重要。

饮食不规律是现代人的通病，更是潜藏着严重后果。有些人会出现胃肠疾病，比如胃炎；还有些人会出现其他系统性疾病，比如低血糖、营养不良、贫血等。有专家认为，现在年轻人的糖尿病呈高发现象与他们饮食不规律（比如不吃早餐等）有非常大的关系。

所以，为了孩子以后的身体健康，要让孩子尽早建立良好的饮食规则。孩子的不良饮食习惯，问题在于家长过分迁就孩子，满足孩子的不正当要求，从而导致不良行为习惯的形成，继而影响孩子生长发育。

2. 常见的饮食规则及建立

（1）规律进餐，专注进食　规律的饮食和就餐对孩子习惯的养成极为重要，以下是其中需要注意的问题。

① 尽可能给孩子提供固定的就餐座位，定时定量进餐。

② 避免追着喂、边吃边玩、边吃边看电视等行为。

③ 吃饭细嚼慢咽，但不拖延，最好在30分钟内吃完。

④ 让孩子自己使用筷、匙进食，养成自主进餐的习惯，既可增加孩子进食兴趣，又可培养其自信心和独立能力。

⑤ 对于专注进餐给予奖励，形成正向刺激。

（2）建立规律的饮食时间表　饮食规则的建立可以让孩子懂得自己不好好吃饭要承担的后果，以下是其中需要注意的问题。

① 严格遵守用餐时间，合理控制进食数量。

②用餐前1小时内不能再加餐；加餐量要少，不能以吃饱为目的；除正餐和加餐外，杜绝任何零食。

③不能用各种饮料代替白开水。

④不能在白开水中加入白糖等调味品。

⑤教孩子学会等待，不要在饭点前饿了就随便吃，可以选择性地补充一点儿水果。如果孩子因为不饿而不吃饭，那么绝不允许孩子饭后再吃零食。

（3）建立不健康食品的食用规则　教孩子学会对不健康食品的合理控制非常重要，例如蛋糕、糖果、巧克力只有在生日派对或者节日的时候可以吃，甜食只在饭后吃等原则。这些规则的建立还可以帮助孩子分清健康食品与不健康食品。在合适的场合，把不健康食品的危害告诉孩子，例如糖会破坏牙齿，甜食会让人发胖。严格遵守这些规则，加上充足的运动量，孩子每到用餐时，就会有良好的食欲，吃得香，不挑食。严格遵守规则，建立并保持良好的习惯，是健康饮食的前提。

饮食运动巧合作

现在的家长虽然非常重视孩子的健康，甚至购买很多保健品来帮助孩子增强抵抗力。而运动，作为增强孩子抗病能力的最佳方法却一直被父母忽视。其实，多做运动不仅为孩子的健康加码，还能促进孩子智力发育和心理健康。

1. 运动对身体健康的作用

（1）运动能强化孩子的机体功能

① 强化心脏　有氧运动是指运动身体的大肌肉群，使心脏持续加速跳动几分钟。通过一次次的有氧运动，氧气被输送到肌肉，心脏会变得更加强壮，做事时更有效率，不会很容易就感到疲劳。

② 增强肌肉　锻炼能使肌肉更加强健，这样能给关节更好的支持，使孩子不易受伤。

③ 增加柔韧性　柔韧性越好的人就越不容易在剧烈的活动中发生肌肉拉伤或关节扭伤等问题。生活中有许多休闲运动都对提高柔韧性有帮助，如武术、跳舞等。

（2）运动能保持体重　肥胖孩子在生活中大多明显缺乏锻炼，且更易受到心脏病、糖尿病和高血压等疾病的威胁。因此，平衡能量摄入和消耗并保持适宜体重对于孩子健康很重要。要做到这两点可以通过摄入能提供生长发育所需营养的平衡饮食和经常锻炼来实现。

（3）运动可塑造孩子的性格，培养优良品质　体育运动是最好的人生课堂，在追求更高、更快、更强的过程中，孩子会不知不觉地懂得坚毅勇敢、善于协作、控制情绪的重要性。在体能训练中，通过团队合作、各类游戏规则，还能够培养孩子学会分享、合作以及遵守社会规则的良好品质。

2. 合理运动

（1）运动注意事项　为孩子选择的运动形式，一定要符合孩子的年龄特点。一般 3~4 岁的孩子，正处在多项能力快速发展的一个时期，家长或幼儿园的老师可以带孩子做一些力量方面的训练。而 4~6 岁是速度和灵敏度发展的一个关键时期，这个阶段的孩子户外运动的时间明显加长，能够接受的运动量也明显增加。在肢体力量和耐力提高的前提下，家长和老师可以试着加强他们精准性和控制力的锻炼，比如说打球、篮球或拍拍皮球。

（2）循序渐进选择运动形式　因为只有循序渐进，不超越孩子的能力范围，这样的运动形式才能增强孩子的自信心。有些运动能力稍微差一点的孩子，其实是害怕运动的，导致他们不愿意参与各种运动。集体运动项目也罢，个人运动项目也罢，因为他们害怕自己做不好，所以不愿意参与。应针对不同孩子的体能特点，从他们能够接受的简单的运动开始，一步一步地增强孩子的自信心，让孩子逐渐向更高难度的、更复杂的运动循序渐进地迈进。

（3）合理地安排运动时间　在做运动时间安排的时候，要充分考虑到孩子身体的特点，运动时间不建议太长，而且一定要根据不同年龄段的孩子，编排不同时长的体能活动。年龄小的孩子，编排 5~8 分钟就可以。时间长了，活动量不大的游戏编排 10 分钟甚至 20 分钟也是可以的。但是也要充分考虑到，即使同一个年龄段的孩子，可能他们的身体素质相差也很大，不要强迫孩子做他们完成不了的活动。

（4）安排丰富的运动形式　应尽量避免孩子做那种机械重复的单向活动，建议家长和老师把运动形式安排得丰富一些，激发孩子参与运动的兴趣。比如说："小朋友过来，咱们一起来玩一个跑步比赛，谁赢了，就为小组加一朵小红花。"这种娱乐游戏的活动形式，孩子可能更容易接受，更愿意参与到活动中来。

对付偏食技巧多

如果家长在孩子很小的时候没有帮助孩子形成健康的饮食行为，导致孩子出现严重的偏食、挑食，那么作为老师或家长应该该怎么办呢？

（1）不要过度紧张，急于求成　人本身对陌生的味道就有一种本能的抗拒，这其实是人在进化过程中的一个自我保护反应。生活中有很多这样的孩子，第一次吃鸡蛋的时候，如果孩子不喜欢吃，家长以后就不再给他吃了，那可能孩子以后就不喜欢吃鸡蛋了。如果孩子不吃鸡蛋，家长可以下次少量地让孩子尝试，或者换一种其他烹调方法。循序渐进，可能不久以后，孩子就能接受鸡蛋，甚至喜欢上这类食物了。所以，让孩子接受某种食物也要循序渐进，不能操之过急。

（2）带孩子去超市买菜，让孩子自由选择　对于那些偏食、挑食的孩子，可以让孩子和家长一起去超市菜场买菜。给孩子一个选择的机会，尤其是当孩子还不知道各种生的蔬菜和熟的蔬菜有什么差别的时候，让孩子以他的兴趣爱好、喜欢的颜色和形状来挑选自己喜欢的食物。回到家，孩子可以跟家长一起洗菜、择菜，家长切菜、烹饪的时候，让孩子在旁边看着，最后端上一盘烹调好的菜。这样孩子既观察了烹饪前后蔬菜的变化，也能在整个过程中增加对于食物选择的兴趣。

（3）建立良好的饮食习惯　对孩子偏食、挑食的纠正，也是不能忽视的。家长给孩子规定严格的用餐时间，该吃饭的时候就吃饭，如果孩子错过了这个时间，就没有饭吃了。这样，到下一餐的时候孩子有了饥饿感，对于食物的选择就没那么挑剔了。

（4）把握好进餐的时机　一般来说，家长如果要纠正孩子偏食、挑食的习惯，在孩子感到饿的时候效果更好。孩子在饿的时候，更愿意去尝试新的食物。所以家长要避免饭前用零食把孩子的胃填满。

（5）增加用餐的趣味性　这一点需要家长还有幼儿园的厨师多动点脑筋。曾经有幼儿园做过这样的实验，同样是用面粉蒸一些小馒头、花卷这样的主食，如果在和面的时候用不同颜色的蔬菜汁去和面，做出来的这种主食颜色有绿的，有红的，有橘黄色的。主食颜色不一样，孩子吃的兴致就会更高。日常生活中也可以让孩子自己去选择要吃的几种蔬菜，跟着大人一起搭配菜谱，扩大孩子的食物范围，无形中也能够纠正孩子偏食和挑食的习惯。

（6）有耐心，多做尝试　曾经有些优秀的育儿专家和一些营养专家做过实验，他们认为可能对于某一种蔬菜，孩子需要尝试10~15次才能真正爱上吃它。所以家长千万不要因为孩子一次不吃某种食物就放弃让孩子再去尝试，让孩子多次接触，说不定孩子就会爱上它们。

巧使儿童爱进餐

在现实生活中，许多家长越来越关注孩子的饮食营养与安全方面的问题，却较少关心孩子在就餐时的情绪心理状态。家长要注意与孩子一起就餐时孩子的情绪状态，保证孩子在愉快、美好的气氛中就餐，这对于孩子的心理健康有重要作用。那么如何让孩子爱上吃饭呢？

（1）食物多样　用丰富多样的食物引起孩子的食欲。

（2）好入口　建议家长把食物切成小丁块，方便孩子咀嚼。

（3）快乐吃　建议家长多与孩子互动，营造快乐的用餐气氛。家长还可以给孩子买色彩漂亮的餐具，提高孩子进食的兴趣。

（4）多活动　增加孩子的活动量，肚子真正感到饿了，自然不会抗拒吃饭。

（5）不强迫　如果这些办法都用了，孩子有时还是不想吃饭，那就不要强迫，否则会引起孩子的逆反。但如果很长一段时间孩子胃口都不好，就要带孩子去看医生。

知识小链接

吃饭兴趣巧提升

孩子在 11 个月以后成长所需的大部分营养是需要靠正餐来获得的，此时孩子应同家长一起用餐，家长应注重在良好的就餐环境下培养孩子的饮食习惯。优雅的环境可以使孩子心情愉快，增强肠胃的蠕动及消化液的分泌，增进食欲，促进消化。营造和谐的进餐气氛，不强迫孩子进食，对此我们有以下几点建议。

（1）食物知识的灌输　在家里餐厅的墙面上可以贴一些水果、蔬菜的图画，使孩子对正餐有兴趣。进餐前，家长应当以亲切的口吻、热情的态度向孩子介绍饭菜，包括菜名、菜的颜色、菜的营养，以及对孩子生长发育的作用。家长可以把这些介绍编成歌曲、儿歌和孩子一起学习，并让孩子看一看颜色，闻一闻香味，尝一尝味道，在进食的过程中了解食物，加深对食物的认识，让孩子喜欢上每一餐。同时也让孩子建立起对食物的感恩之心，从小热爱饮食，尊重食物。

（2）吃饭时间的安排　家长应合理安排吃饭时间，饭前1小时内不给孩子吃点心、糖果、冷饮等零食，不要喝大量的饮料，以免影响胃液的正常分泌或冲淡胃液，使孩子食欲下降。

（3）进食数量的认识　家长不必过分重视孩子的进食数量，孩子吃得多就感到欣慰、给予表扬，吃得少就着急关望、催促多吃，这样会使得孩子感到家长时时在监视他，思想会有压力，情绪不能放松。

（4）舒缓音乐的调节　在和孩子一起用餐时，家长可以为孩子播放一些柔和的音乐，调节孩子的情绪和心境。伴着优美舒缓的音乐，孩子在进餐时会感到愉悦，同时促使唾液分泌，激发食欲。

在良好的进食氛围下，孩子与家长共享一日三餐，在这个过程中增进了孩子和家长之间的感情，提升了孩子对食物的了解认知，同时培养了孩子良好的饮食习惯。

怎么解决吃饭慢

孩子吃饭慢，有很多原因。接下来我们就来了解一下这些原因及如何解决这一问题。

1. 孩子吃饭慢的原因

（1）爱吃零食或没有饥饿感　这也许是最常见的原因，孩子还不饿自然就对吃饭提不起兴趣，吃饭也慢。导致这种情况出现，通常是因为孩子饭前其他食物食用过多。当孩子玩耍后或从学校回来时饭菜还没好，孩子饿了家长通常会允许孩子先吃一些糕点等零食，而孩子很容易超量食用，导致吃饭时已经不饿了，也就对吃饭不感兴趣了。

（2）不专注，喜欢边吃边玩　难以专心吃饭一方面是因为孩子天生性格活泼，能量充沛，创造力和探索欲强，当食欲不足以使孩子的注意力集中在吃饭这件事上时，孩子就会找一些其他更好玩的事情做。另一方面，因为孩子控制自己注意力的能力较弱，当注意力被转移到了一件比吃饭更有意思的事情上，他们通常很难再将注意力转移回来。

（3）疾病原因或机体功能尚未发育完善　很多时候家长容易忽视孩子吃饭慢其实是由于身体不适，或机体功能尚未发育完善等导致的，比如以下三个常见问题。①肠胃有问题：孩子有很饱的感觉，肚子胀，吃下去胃有不舒服的感觉，所以吃饭慢。②牙齿有问题：比如牙齿上下颚咬合不紧密，牙齿缺乏钙质，咬纤维高的白菜、菠菜、韭菜或是牛肉就比较费时间，嘴里没有办法含太多的东西，必须慢慢咀嚼才行。③动作失衡：孩子眼、手不协调，能够使用筷子和汤匙，却拿不稳，比较费时费力。另外孩子的专注力也差，听家人说话就会忘了吃饭，总是需要家长在一旁督促才行。

（4）不合口味　孩子不喜欢吃某种食物也是让孩子对吃饭抵触的一个常见现象。孩子如果有挑食的习惯，可能会导致吃饭变慢的情况更加严重。通常隔代抚养的孩子这种情况会更加突出。长辈更容易宠爱孩子，容易满足孩子的各种需求，也就容易让孩子养成挑食的习惯。如果家里换人做饭，与孩子平时吃的口味和咸淡不同，也会影响孩子的就餐。

（5）常年被追喂，用吃饭来撒娇或提条件　有些孩子觉得是家长在求他吃，于是故意吃得很慢，以便在家长要求他快些吃时提出自己的要求，答应了要求就能吃得快。

（6）心理因素　不要以为孩子还小就不会有心事，孩子有时心事也会很重。如果被家长或老师批评了，或者和小朋友吵架了等情况，都可能影响孩子的心情。此外，孩子过于兴奋时也会影响就餐，孩子在餐桌上高兴地讲述学校或自己有意思的事情时，自然就会使就餐时间延长。

2. 如何解决孩子吃饭慢的问题

（1）乐食　良好的餐前情绪是增加食欲的基础。吃饭时的情绪是否愉快，是决定孩子是否乐食的关键。不要经常逼迫孩子吃饭或在吃饭时斥责小孩，同时家长也要做好榜样，"言教不如身教"。小孩子的模仿能力极强，如果家长本身的饮食习惯不正常，或者常常随便以零食果腹，自然没有理由去要求孩子遵守定时吃饭的规则。

（2）同食　营造温馨的全家人进餐时光。尽量做到吃饭时间全家人一同在餐桌上用餐，并规定孩子要吃完自己的那一份餐。久而久之，孩子便会养成定时、定量的同食习惯。

（3）健食　注重餐前控制和营养搭配。吃饭前要做到让孩子少吃零食并增加运动量。虽然零食对孩子来说有其必要性，然而却不可过量，尤其是垃圾食品尽量不要给孩子吃，才能避免孩子因多吃零食而"本末倒置"不吃正餐的情况发生。

（4）控制零食　孩子吃零食过多会影响正常饮食。零食的口味一般偏甜，比平常的饭菜更容易吸引孩子。但家长需要了解的是，有些零食可能热量过多，容易导致孩子肥胖；有些零食可能激素超标，容易导致孩子性早熟。这都有很多报道，家长不可掉以轻心。

（5）关注身体　关注孩子的身体变化，了解孩子是否有身体不适的情况。家长定期或根据具体情况带孩子进行体检是个比较稳妥的办法，可以及时发现孩子的身体疾病。孩子因表达能力问题，不能准确地描述身体的不良情况，如果任其发展，就可能导致疾病的发展，对孩子的身心健康造成影响。即便孩子不在家长身边，是由长辈抚养，也要让抚养人了解孩子身体发育情况，如发现孩子患病，应及时带孩子就医或咨询医生意见。

（6）沟通交流　家长每天最好有与孩子沟通的时间，及时了解孩子的思想动态和学校情况，对孩子不恰当的行为也不要横加指责，要营造一个宽松的环境，这样有利于帮助孩子成长。交流可以在一种不经意的环境下进行，如外出散步、看电视或睡觉前都可以，减少在就餐时有过多的交谈，以免影响孩子正常的就餐时间。

（7）适当的奖励　把吃饭的时间控制在一个合理的时间内，是一种习惯的培养，这需要一段时间来养成。家长可以给予孩子适当鼓励，比如："如果这个星期吃饭都能控制在合理时间范围内的话，周末我们就一起去看电影""周末一起去公园玩"。奖励尽量以一家出游为主，不建议进行物质奖励。

食育，
在孩子心里播下健康的种子

第六章 "食"知其"卫"

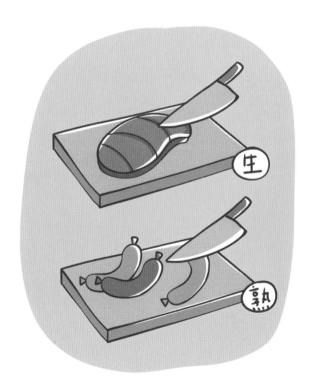

食育，在孩子心里
播下健康的种子

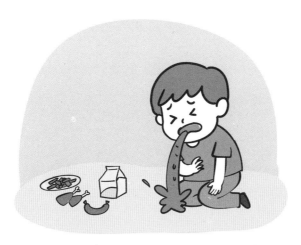

"民以食为天，食以安为先。"食品卫生是食品安全的重要内容之一。食品的卫生质量直接影响到我们的健康。在我们的日常生活中，时常面临着食品卫生问题的威胁，例如发霉的花生和粮食、生芽的土豆、果蔬中的农药残留、注水的猪肉等，这些都属于食品卫生问题。

由于孩子接触和尝试的食物种类和数量逐渐增加，食品卫生成为影响孩子健康生长的重要问题之一。所谓"病从口入"，食品卫生问题直接影响到食物的质量，进而对孩子的身体健康造成损害。

食物是营养和能量的来源，食而知其味，会让孩子拥有愉悦的体验。然而，面对生活中屡见不鲜的食品卫生问题，家长也要做到食而知其"卫"。辨别食物是否安全卫生，了解食品卫生问题发生的原因，掌握预防食品卫生问题的基本知识和技能等。本部分，我们将重点介绍食品卫生问题发生的原因，以及如何预防食品卫生问题。

常见的食品卫生问题

随着人们生活水平的提高，我们身边的食物种类越来越丰富。超市、菜场各种各样的食物构成了餐桌上的一日三餐，极大地满足了我们的食物需求，但食品卫生问题也随之出现。食品污染、食物本身的有害物质都会影响食物的感官性状、营养性和安全性，进而损害人体健康，引发一系列的食品卫生问题。

食品卫生问题主要是指食品污染。在我们的日常生活中，食品污染随处可见：果蔬中的农药残留是化学性污染；发霉的花生和粮食是生物性污染；注水的猪肉是物理性污染。食品污染是很容易发生的，我们知道食物从"农田"到"餐桌"要经历一个漫长而复杂的过程：种植、养殖、生产、加工、贮存、运输、销售、烹调，各个环节都有可能发生食品污染，导致食品卫生问题。此外，食物本身包含的有毒物质也容易引发食品卫生问题，如未炒熟的四季豆、含有河豚毒素的河豚、毒蘑菇等。食品卫生问题不仅影响食物本身的性质（安全性、营养性和感官性状），也极大威胁到人体的健康。但另一方面，食品卫生问题也是可以预防的，辨别生活中常见的食品卫生问题，掌握科学的预防措施，有助于我们预防食品卫生问题。

食品污染很常见

食品污染是指外界有毒有害物质进入食品，或者食品自身在一定条件下产生有毒有害物质，从而造成食品的感官性状改变、营养价值和安全性下降的过程。根据污染物的性质，一般将食品污染分为三类：生物性污染、化学性污染和物理性污染。

1. 生物性污染

食品的生物性污染主要包括微生物（细菌及其毒素、真菌及其毒素、病毒）、寄生虫和昆虫等生物对食品的污染。

（1）食品的微生物污染　食品被细菌及其毒素、真菌及其毒素，以及病毒污染，称为食品的微生物污染。能够污染食品的微生物种类的多样性、发生污染环节的复杂性，使食品的微生物污染成为日常生活中最为常见也是最严重的食品污染。下面，我们将列举几种生活中常见的食品微生物污染，帮助大家更好地了解。

① 食品的细菌及其毒素污染：在食品生物性污染中，细菌污染最为常见，在全世界所有食源性疾病暴发案例中，60%以上为细菌性污染所致。大多数污染食品的细菌会引起食品感官性状的改变，使食品出现特异的颜色、气味等。例如，细菌和酵母菌污染富含淀粉的食物如米饭、面条，由于细菌酵母在食品中产酸、发酵，往往引起食品产生异味、发酸；腐败菌污染肉、禽等富含蛋白质的食物，引起食物中的蛋白质发生腐败变质，出现恶臭。

② 食品的真菌及其毒素污染：真菌及其代谢产物即真菌毒素均会引起食品污染，对人体健康造成极大的危害，引起急、慢性中毒甚至致癌。被真菌及其毒素污染的食物会出现颜色异样，有霉味，食物本身的营养价值降低。此外，还会引起食品原料加工工艺品质下降，如小麦出粉率下降等。黄曲霉毒素是我们较为熟悉的能够污染食物的真菌毒素，玉米、花生、棉籽油是最易受到黄曲霉毒素污

染的粮食作物，其次是稻谷、小麦、大麦和豆类等。黄曲霉毒素具有极强的肝脏毒性，会造成亚急性或慢性肝脏损伤，甚至诱发肝癌。

③食品的病毒污染：病毒污染食品引起的中毒，如轮状病毒、甲型肝炎病毒和禽流感病毒等日益引起人们的关注。在20世纪80年代，上海、山东等地暴发甲型肝炎，患病人数达45万，原因就是进食被甲型肝炎病毒污染并未彻底煮熟的毛蚶。食用或饮用被病毒污染的食物或水，会导致孩子发生病毒性急性胃肠炎等。

但是，有微生物不一定会发生食品污染，这是因为微生物在食品中生长繁殖需要一定的条件，食品中的水分、营养物质，食品本身的抑菌成分，食品结构、酸碱性及环境温度、湿度和氧气共同构成了微生物的生存环境。这就告诉我们，食品的微生物污染也是可以预防的。

（2）食品的寄生虫、昆虫污染　常见的污染食物的寄生虫主要有囊虫、蛔虫、绦虫、肝吸虫、肺吸虫、旋毛虫及其虫卵等。寄生虫和虫卵可以通过粪便、土壤、水体等媒介直接或间接污染食物，人们进食携带寄生虫及虫卵的食物就会引起寄生虫病，如进食携带血吸虫的钉螺会引起血吸虫病。食品的昆虫污染主要存在于粮食中的甲虫和蛾类，往往引起食物损坏，感官性状恶化，营养价值和食用价值降低等。

2. 化学性污染

有毒化学物对食品的污染称为食品的化学性污染。

（1）食品中农药、兽药残留　在动植物的养殖和种植过程中，为了促进其生长、防止病虫害对动植物的影响，人们会使用一些农药和兽药，当这些药物无法被完全清除，就可能引起食品污染，即发生农药、兽药残留。

① 食品中的农药残留：农药可以通过直接或间接的途径污染食物。直接途径：农田施药，药物黏附或渗透进入作物的表面或组织内部，造成农药对农作物的直接污染；间接途径：农作物从受污染的环境如土壤、灌溉水中吸收农药。粮食作物、蔬果类食物最易发生农药残留。

② 食品中的兽药残留：动物性食品中残留的兽药主要来源于药物滥用及饲料添加剂的过度使用，如盐酸克仑特罗（瘦肉精）、雌激素类药物、抗生素（青霉素、四环素、庆大霉素等）。兽药残留具有急性和慢性毒性作用，甚至会引起致畸、致癌和致突变。动物性食物中抗生素的大量残留可引起进食者过敏，破坏肠道微生态的平衡等。

（2）有毒金属对食品的污染　工业废水、废渣、废气通过污染环境引起的食品污染是有毒金属污染食品的主要原因，如汞、镉、铅。此外，有些污染物虽然在环境中的浓度很低，但可以通过食物链发生生物富集，在食品和人体中达到能够引起健康损害的浓度。有毒金属污染食品引起的毒性作用是多方面的，包括急性中毒和慢性危害。

（3）N-亚硝基化合物的食品污染　N-亚硝基化合物是一类具有较强致癌作用的化学物，其合成前体有硝酸盐、亚硝酸盐和胺类。

食品中 N-亚硝基化合物主要是食品中硝酸盐和亚硝酸盐通过亚硝化反应生成的。N-亚硝基化合物是强致癌物，可能与人类的食管癌、鼻咽癌、胃癌、膀胱癌等肿瘤的发生有关。

（4）食品容器、包装材料的污染　食品容器、包装材料在食品的生产、加工、运输、包装和盛放过程中与食品直接接触，其中所含的有毒物质会向食品迁移，引起食品污染。常见的由于容器和包装材料引起的食品污染有二噁英污染和多氯联苯污染。

（5）食品添加剂滥用　为了改善食品的色、香、味或者延长储存时间，需要使用一些添加剂，适当地使用添加剂能够使食品颜色、口味更加丰富。多数食品添加剂非天然存在，而是人工合成的，具有抗氧化、着色、增味、防腐等功能。食品添加剂有一定的安全剂量范围，滥用食品添加剂会使食品的营养价值和安全性下降，造成严重的食品卫生问题，危害人体健康，甚至诱发癌症。

3. 物理性污染

物理性污染也是引起食品卫生问题的重要原因。根据污染物的性质，可将食品的物理性污染分为杂物污染和放射性污染。

（1）食品的杂物污染　食品的杂物污染较为常见，食品中杂物污染会严重影响食物的感官性状，并造成营养价值下降。食品杂物污染根据来源可分为食品生产、贮藏、运输和销售过程中产生的污染物和食品的掺杂掺假污染。

① 食品生产、贮藏、运输和销售过程中产生的污染物

a.食品生产过程中的污染：生产车间密闭性较差，粮食收割时混入草籽；动物宰杀时混入毛发、粪便等；食品加工用设备因陈旧或故障引起金属颗粒或碎屑进入食品中。

b.食品储存过程中的污染：由于储存不当，引起昆虫尸体、苍蝇、鼠毛等对食品的污染。

c.食品运输过程中的污染：运输车辆、装运工具、不卫生的铺垫和遮盖物引起的食品污染。

d.意外污染：食品加工制作人员头发、指甲、烟头等杂物意外掺入食物中造成的污染。

② 食品的掺杂掺假污染：与食品以外污染不同，食品的掺杂掺假是一种故意向食品中加入杂物的过程。掺杂掺假所涉及的食物种类繁杂，污染物众多，如粮食中掺入砂石，猪肉中注水，奶粉中掺入糖，牛奶中加入米汤等。食品的掺杂掺假损害人们身体和心理健康，严重的可能造成人员伤亡。

（2）食品的放射性污染　食品的放射性污染在日常生活中并不多见。

食物本身也含毒，小心处理才安全

有毒动植物也是引起食品卫生问题的重要原因。有毒动植物是指食品本身含有某种天然有毒成分或由于贮存条件不当形成某种有毒物质。人们进食这些食物后会引起中毒，因此掌握预防有毒动植物中毒的措施显得尤为重要。

（1）河豚　河豚体内含有河豚毒素，其中以卵巢和肝脏中含有的毒素最强，而河豚的肌肉中大多不含或仅含少量的毒素。河豚毒素能直接作用于胃肠道，出现恶心、呕吐、腹泻等胃肠道症状，继而引起神经传导阻滞，呈现麻痹状态，严重者出现脑干麻痹，最终因急性呼吸衰竭而死亡。此外，河豚毒素中毒尚无特效的解毒药。

预防措施：① 死亡的河豚鱼体中毒素会扩散全身，因此家长不能购买、食用不新鲜的河豚鱼。② 家长要在正规商家购买河豚，应熟练掌握去除河豚毒素的处理方法，活河豚加工时先断头，尽可能放干净血，去除内脏和鱼头、鱼皮，反复冲洗肌肉，加入 2% NaOH 或 Na_2CO_3 处理 24 小时；若家长不能熟练掌握去除河豚毒素的方法，建议去正规餐厅食用。

（2）毒蘑菇　我国可食用蘑菇有 300 多种，毒蘑菇上百种，两者因不易区别而容易引起误食导致中毒。不同类型毒蘑菇的毒性强度不同，较轻的可引起胃肠道症状，严重的会引起肝肾损害，病情凶险复杂，病死率高。

预防措施：① 家长和老师应该教育孩子认识常见的有毒蘑菇，如颜色亮丽鲜艳的"毒红菇"、致病的"白毒伞"等。② 不要采摘野生蘑菇，尤其是雨后树根旁边的蘑菇。③ 孩子若误食毒蘑菇后应尽快按喉催吐，可饮用淡盐水或浓茶水，尽快送往医院。

（3）霉变甘蔗　甘蔗在收获、运输或贮存时容易受到真菌感染，引起霉变。霉变的甘蔗含有大量的甘蔗节菱孢霉毒素，可严重损害神经和消化系统。调查发现，北方地区食用霉变甘蔗中毒者较多，主要是由于从南方运往北方的甘蔗尚未熟透时含糖量低，更容易受到真菌的感染。而南方地区往往在甘蔗长熟时采摘食用，不易受到真菌的感染。食用霉变甘蔗中毒虽然没有特效治疗药物，但是霉变甘蔗和正常甘蔗的区别明显，家长和老师可以教会孩子辨别。

预防措施：① 家长购买甘蔗时，应避免购买霉变甘蔗。霉变甘蔗表面色泽不新鲜，节与节之间可见蛀虫瘢痕。② 甘蔗切开后，如果发现剖面变为浅褐色、灰黑色、浅粉，不可食用。③ 若甘蔗有酸味和酒精味，不可食用。④ 甘蔗质地变软时，也要慎重食用。

（4）发芽土豆　土豆中含有一种毒性成分龙葵素，未成熟或发芽的土豆中含这种毒素较多，可引起咽部瘙痒、发干，以及胃肠道症状如恶心、呕吐、腹痛、腹泻，伴有头晕、耳鸣、瞳孔散大。

预防措施：① 避免食用未成熟（青紫皮）及发芽的土豆。② 应将土豆放在寒冷、干燥、无阳光的地方保存，以防止其发芽、变绿。③ 土豆发芽变绿时，可以将发芽和变绿的地方去除，用水泡上2个小时左右，再将其煮透，倒去汤汁才可食用。高温、煮熟可帮助解除其毒性，此外也可以在烹制土豆时加些醋，促进毒素的分解。

（5）未炒熟的四季豆　其中主要含有皂素和植物血凝素，皂素对人体消化道黏膜有较强的刺激性，可引起胃肠道症状；植物血凝素具有凝血作用，能引起剧烈呕吐。调查发现，高原地区海拔越高沸点越低，食用未用100℃的沸水煮透的四季豆容易引起中毒。

预防措施：在烹调时应把四季豆充分加热、彻底炒熟。

（6）生豆浆　大豆中含有耐热的胰蛋白酶抑制剂、细胞凝集素、皂素等物质。摄入生的或未煮熟的豆浆可能引起中毒，主要表现为恶心、呕吐、腹痛、腹胀和腹泻等，严重者出现脱水和电解质紊乱。

预防措施：① 由于生豆浆中蛋白质含量高，加热之后容易引起"假沸"现象，家长可以向豆浆中滴入一滴香油，若豆浆液体表面趋于平静，应继续加热至豆浆沸腾，再持续加热数分钟。② 当豆浆量大或较稠时，在煮沸过程中一定把豆浆搅拌均匀，防止糊锅，影响豆浆煮至沸腾。

（7）鲜黄花菜　鲜黄花菜中含有秋水仙碱，经肠道吸收后可在体内转变成有毒的二秋水仙碱，引起中毒。

预防措施：秋水仙碱可溶解于水，通过水焯、泡煮等可减少其在蔬菜中的含量。所以食用鲜黄花菜前，应用水浸泡或用开水浸烫后弃水炒熟。

首选当地当季食物益处多

我们知道影响农业生产的因素有很多，水、土壤、光照、温度等。所谓"一方水土养一方人"，植物的生长也不例外。特定的地理环境有着独特的水、土、光、热等环境因素，这就决定了当地适宜种植的农作物；另外，植物一年四季的生长与气候密切相关，每一季节也都有其典型的农作物。选用当地当季的食物既是顺应自然，也是降低食物安全风险、预防食品卫生问题的重要措施。那么，首选当地当季的食物有哪些好处呢？

（1）保障食物安全　选用当地当季食物能够最大限度减少储藏时间，缩短运输距离，减少食物发生腐败变质或污染的机会。

（2）适合身体的需求　"饮食养人，季节育人"，当季产的食物顺应植物自身规律及人体自身的代谢规律，对人体健康有益。

（3）最大限度保留食物的营养成分　应季蔬菜中不仅维生素含量高，而且农药残留相对也较低；更为重要的是，对于许多非本地产的农作物，为了防止其在长途运输中发生腐败变质，常常在作物还未成熟时便对其进行采摘，这种情况可能会造成食物本身某些营养成分减少或缺失，降低食物本身的营养价值。

（4）物美价廉，减少食物消费开支　当地当季的食物不需要长途运输、长时间储存，也不需要为了延长保质期而过多对食物进行加工，这便降低了食物的生产成本，食物价格也相对低廉，进而减少食物消费开支。

学会辨别新鲜食材

新鲜食物味道鲜美，营养价值高，受污染小，对人体的健康十分有益。那么在食品卫生问题日益突出的今天，我们如何练就一双"火眼金睛"来辨别新鲜食物呢？

1. 蔬菜水果类食物

（1）看 新鲜的蔬菜菜叶壮嫩，颜色鲜艳，有光泽，形态匀称，水分充足，菜叶上没有黑褐色斑点；新鲜的水果果实饱满，色泽光亮，果形端正。

（2）闻 新鲜的蔬菜、水果没有异味，往往伴有自身的菜香和果香。

2. 肉类食物

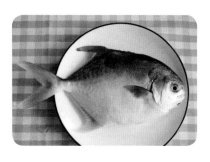

（1）看 新鲜的猪肉有光泽，红色均匀，脂肪为白色；新鲜禽类皮肤光泽自然，眼球饱满；新鲜的鱼类体表有光泽，鳞片完整，不易脱落，眼球饱满突出，角膜透明清亮，鳃丝清晰呈鲜红色。

（2）摸 外表微干或微湿润；肉质紧密，富有弹性，不发黏，指压肌肉凹陷立即复原。

（3）闻 无异味。

3. 蛋类

（1）看 外壳坚固、完整、清洁，常有一层粉状物，灯光透视可见蛋呈微红色。

（2）摸　新鲜的蛋拿在手里发沉，有压手的感觉。

4.乳类

（1）看　为乳白色或稍带微黄色的均匀流体，无沉淀、杂质、凝块和杂质，无黏稠和浓厚的现象。

（2）闻　具有特殊的乳香味，无异味。

5.豆腐

（1）看　为均匀的乳白色或淡黄色，稍有光泽，块形完整。

（2）触　软硬适度，有一定的弹性，质地细嫩，无杂质。

（3）闻　具有豆腐特有的清香。

蔬菜水果洗干净，食物生熟要分开

1.蔬菜水果如何清洗

清洗蔬菜水果是除去其表面的污物和微生物的最简单直接的方法。清洗蔬菜水果的方法有水洗、洗涤剂和消毒剂清洗。

（1）水洗　是最常见也是一般家

庭最常用的方法。

① 蔬菜水果的水洗方法是先冲洗后浸泡，浸泡时间不少于10分钟，浸泡完毕后，再用清水进行冲洗。

② 对于有农药残留的蔬菜水果可先用清水冲洗干净，再使用碱水浸泡，可以除去表面有机磷农药和水溶性较强的农药。反复搓洗和浸泡，可使蔬菜水果上80%~90%的残留农药溶解到水中。应该注意的是，有些蔬菜水果表皮含蜡质液胶，有机磷及拟除虫菊酯类农药容易渗入表皮。因此对于这些蔬果如萝卜、土豆、冬瓜、西红柿、苹果、梨等，除了先用清水充分清洗之外，去皮是除去农药残留的有效方法。

（2）洗涤剂和消毒剂清洗

若使用洗涤剂和消毒剂，按照说明书的要求进行浓度配制和使用即可。

2. 食物生熟要分开

各类生食中含有多种细菌、病毒等微生物，有时还会有寄生虫，与熟食放在一起，很容易引起熟食黏附，发生熟食污染，直接食用可能会严重损害人体健康。为了避免生熟食品的交叉污染，我们应该做到生熟食品分开：① 在食物清洗、制作、储藏的整个过程中，生熟食品均应该分开。② 处理生食应该使用专用的器具、洗具、刀具、砧板。③ 冰箱中生熟食品应该分格摆放。④ 直接可食的熟食制品、即食的凉菜严格与生食分开，并独立包装。

食物储存要得当，包装食品慎选择

1. 不同食物的储存方法

（1）粮食、干果类　该类食物储藏的基本原则是低温、避光、通风和干燥，通常采取的措施是防尘、防蝇、防鼠、防虫及防霉变。

（2）蔬菜水果类　蔬菜水果水分含量高，组织娇嫩，易损伤和腐败变质，合理储藏是保持蔬菜水果新鲜的关键措施，贮藏条件则应根据蔬菜水果的种类和品种特点而定。如：叶类蔬菜一般保存在0℃~4℃的环境中；黄瓜在冰箱放置3天以上，表皮会有水浸状表现，失去原有风味；热带水果（香蕉、荔枝、火龙果等）不宜在冰箱冷藏，否则会出现"冻伤"的表现。

（3）畜、禽、鱼类　应注意低温保鲜，即采用冷冻或冷藏的形式保存。

（4）蛋类　新鲜鸡蛋一般储存在1~5℃、相对湿度87%~97%的环境下。

（5）牛奶　牛奶不宜冷冻，放入冰箱冷藏即可。鲜牛奶能够在4℃下保存24~36小时；防止牛奶暴晒或照射在灯光下，日光、灯光均会破坏牛奶中的一些维生素；牛奶瓶盖要盖好。

2. 关注食品标签

（1）日期信息　食品标签上的日期信息一般包括生产日期和保

质期，选购生产日期较近的食品，不购买过期食品。

（2）配料表　食品配料表标示了食品的原材料、辅料、食品添加剂等信息。

（3）营养标签　食品包装上的营养成分表显示了该食品所含的能量、蛋白质、脂肪、碳水化合物、钠等基本营养信息。关注营养成分表，购买适宜的食品。

食品卫生问题预防措施

食品从"农田"到"餐桌"会经历一个漫长而又复杂的过程：种植、养殖、生产、加工、储存、运输、销售、烹调，食品在这一整个过程中的各个环节都有可能受到污染。那么，日常生活中，我们可以从哪些方面着手来保证食物的卫生呢？

（1）购买没有污染、杂质、变色、变味、符合卫生标准的食物；购买消毒牛奶，不食用未经加工的牛奶。

（2）学会辨别新鲜食物。

（3）首选当地当季的食物。

（4）正确储存食物。

（5）注意个人卫生，做饭前要把手洗干净，中间转而做另一种食物时最好也要洗手。

（6）注意餐具卫生，菜刀、菜板使用前都应清洗干净，切生菜、生肉的刀具和案板要与切熟菜、熟肉的刀具和案板分开。

（7）水洗是水果、蔬菜清洗最常用的方法，一般先冲洗后浸泡，浸泡时间不少于 10 分钟，然后再用清水冲洗即可。

（8）采用正确的加工烹饪方法。不同食物因其所含的营养物质不同，往往采用不同的烹调方法，以最大限度地保留食物中的营养成分。如对于蔬菜的烹调应该尽量减少蔬菜中维生素（维生素 C）及矿物质的损失和破坏，一般情况下，蔬菜煮 5~10 分钟，其维生素 C 含量损失达 70%~90%。因此对蔬菜的烹调方式多采用先洗后切、急火快炒、现做现吃的烹调方式，以最大限度降低维生素的损失。

（9）食物要完全煮熟，适当温度的烹调可以杀死几乎所有的致病微生物。研究发现，烹调温度达 70℃ 及以上时，有助于确保食用安全；隔顿、隔夜的剩饭在食用前必须彻底加热。

（10）尽量用封闭容器装已加工的食物。

儿童食物中毒的主要表现和预防

食物中毒是食源性疾病中最为常见的一种。与成人相比，儿童因自身特殊的生长发育特点，更容易发生食物中毒。据 WHO 报告，全球每年有 2.2 亿儿童出现食物中毒，9.6 万人因此死亡，其中 5 岁以下的儿童约占 40%。学龄前儿童处于一个特殊的阶段，从营养学角度，该时期的儿童摄入的膳食种类和膳食结构与成年人较为相似。学龄前儿童刚开始面对形形色色的食物，无疑会成为食物中毒的易感人群。在前节我们叙述了如何预防食品卫生问题之后，本节我们将进一步介绍，什么是食物中毒，如何辨别儿童是否发生食物中毒，发生食物中毒后应该怎么办，以及如何预防儿童食物中毒。

食物中毒的常见原因

食物中毒是指摄入含有生物性、化学性有毒有害物质的食品或把有毒有害物质当作食品摄入后出现的非传染性的急性、亚急性疾病。从致病因素来看，食物中毒常见的原因有以下几种。

（1）细菌性食物中毒　是指摄入被细菌或细菌毒素污染的食物而引起的食物中毒。细菌性食物中毒最为常见，发病率高，病死率低，发病多在每年的 5~10 月份，具有明显的季节性特点。动物性食物往往是引起细菌性食物中毒的主要食物，以畜肉类及其制品最为常见，其次为禽肉、鱼、乳类、蛋类等；植物性食物的细菌污染也会引起食物中毒，如常见的剩米饭、米粉、米糕引起的金黄色葡萄球菌、蜡状芽孢杆菌中毒。

（2）真菌及其毒素食物中毒　是指摄入含有真菌及其毒素的食品而引起的食物中毒。食品中的毒素用一般的烹调方法（如加热）不能被除去。真菌及其毒素引起的食物中毒发病率较高，死亡率也较高，发病具有明显的季节性和地区性，如霉变甘蔗的中毒多发生初春的北方。

（3）动物性食物中毒　是指食用本身含有有毒成分的动物性食物而引起的中毒。动物性食物中毒发病率和病死率均较高，一般分为两种情况：① 食用天然含有有毒物质的动物，如河豚中毒；② 食用在一定条件下产生大量有毒物质的动物性食物，如食用储存不当的鱼类，导致组胺中毒。

（4）植物性食物中毒　是指食用本身含有有毒成分或由于储存不当产生了有毒成分的植物性食物引起的中毒，其发病特点与进食的食物种类有关。这一类食物中毒在我们的日常生活比较常见，如误食有毒的蘑菇，进食发芽的土豆、未炒熟的四季豆，饮用生的或未煮熟的豆浆，过量食用苦杏仁等。

（5）化学性食物中毒　是指食用含有化学性有毒物质的食品引起的食物中毒。化学性食物中毒发病率、死亡率均较高，没有明显的季节性和地区性，如有机磷农药、亚硝酸盐、有毒金属、食品容器及包装材料中的有毒物质迁移至食品而引起的食物中毒等。

食物中毒的临床表现

食物中毒的临床表现以恶心、呕吐、腹痛、腹泻等胃肠道症状为主，没有特异性。因此判断是否为食物中毒应该从以下情况着手。

（1）发病潜伏期短，一般在用餐后 4~10 小时发病，高峰期出现在用餐后 6 小时左右，来势急剧。

（2）发病具有食物相关性，病人有食用同一有毒食物史，在有毒食物供应范围内，会出现疾病的流行，停止有毒食物的供应可终止流行。

（3）出现恶心、呕吐、腹痛、腹泻等胃肠道症状，往往伴有发热，严重者还可能发生脱水、酸中毒，甚至休克、昏迷等。

（4）一般情况下，人与人之间没有直接传染。发病曲线突然上升后又迅速下降，无传染病流行时的余波。

儿童食物中毒的预防措施

孩子是食物中毒的易感人群，预防食物中毒对于孩子的健康成长至关重要。由于孩子自身的认知能力有限，家长、老师是预防孩子食物中毒的重要参与者，预防孩子食物中毒是学校和家庭的责任。那么我们应怎么有效地预防孩子食物中毒呢？

（1）学校开展对孩子的卫生宣教，教育孩子注意用餐卫生　学校组织开展适合孩子且易为其接受的卫生宣教活动，如开展相关游戏等；将食品卫生知识编成儿歌等各种生动有趣的形式，对孩子进行食品卫生知识宣教。

（2）学校定期对食堂炊事员进行健康检查和食品卫生知识培训　食堂炊事员上岗前必须接受体检和食品卫生知识培训，合格后方可上岗；定期对炊管人员的身体和个人卫生进行检查。

（3）剩菜、剩饭应充分加热后再食用，过期食品一律扔掉　家庭中的剩饭剩菜要妥善处理好，放入冷藏柜保存，防止饭菜变质；隔餐或隔夜的熟制品必须进行充分加热后方可食用；家长应该关注已购食品的生产日期、保质期，发现过期食品及时处理，以免孩子误食。

（4）学会辨别新鲜食材，购买新鲜食物　学会辨别和采购新鲜、卫生的食物是保证饮食卫生、防止食物中毒的关键。

（5）蔬菜、水果洗净后方可让孩子食用　水洗是最常用的清洗蔬果的方法，洗涤剂和消毒剂可适当选用。购买的蔬果用清水浸泡、清洗干净后方可食用；有些蔬果表皮含有一些蜡质液胶，容易引起农药的渗透，因此对于有皮的蔬果如萝卜、土豆、冬瓜等应先去皮后再食用。

（6）家长应掌握食物中毒相关知识　对于大部分学龄前儿童，家庭是其主要的成长和生活环境。家长作为孩子主要的看护人，应该掌握食物中毒的相关知识，如了解食物中毒的原因，身边哪些食物容易引起中毒，食物中毒的处理措施有哪些等。

（7）家长充分做好个人卫生　家长烹饪食物前及在烹饪过程中应做好个人卫生，避免食物污染；将刀具、容器充分清洗干净；在清洗、切配的过程中，生熟食物也要分开，分别使用专用的器具，防止交叉污染。

（8）掌握食物正确的储存方法　不同的食物有不同的储存方

法，通常粮谷类、干果类的食物应该注意干燥、通风、低温和避光，注意防尘、防蝇、防鼠等；动物性食物注意低温保存；蔬果类食物尽量做到现买现吃。冰箱内生熟食品也要分开摆放。

（9）有毒有害的物品应妥善放置　有毒有害的物品应妥善放置在孩子无法触及的地方，防止因好奇或不能辨认造成孩子误食而引起食物中毒。

儿童食物中毒的急救措施

当发现孩子出现腹痛、腹泻、恶心、呕吐等食物中毒的症状时，千万不要惊慌失措，冷静分析食物中毒发生的原因，针对可能引起中毒的食物及进食时间，采取应急措施，分秒必争进行抢救。

1. 常见的急救方法

怀疑食物中毒应立即送患儿到医院就诊。在等候救护车或者前往医院路途较远的情况下，可以采取如下一些急救措施。

（1）催吐　如果进食时间在一两个小时以内，可使用催吐的方法：立即取食盐20克加开水200毫升，冷却后让孩子一次喝下，然后把食指和中指伸到孩子嘴中和舌根处，刺激咽部促使孩子呕吐。

（2）导泻　如果孩子进食受污染的食物时间超过两个小时，在孩子精神好的条件下，可服用泻药，促使被污染的食物尽快排出。

（3）解毒　利用各种食物的特性来减轻中毒症状，如误食了变质的食物或饮料，最好的急救方法是用鲜牛奶或其他含蛋白质的饮料灌服；注意，即使经紧急处理后也应尽快送医院治疗。

2. 急救时的注意事项

（1）让患儿侧卧，便于吐出食物，防止呕吐物堵塞呼吸道而引起窒息。

（2）呕吐中不宜喝水或吃食物，呕吐停止后马上补充水分。

（3）留取呕吐物和大便样本，送医院检查，以明确引起中毒的食物，便于医生做进一步的对症处理。

（4）注意保暖，特别是腹部，以利于血液循环的正常进行。

如何预防"铅"中毒

铅是一种重金属元素，广泛存在于日常生活和饮食中。血中铅含量过高，会损伤儿童各个系统器官，对其智力及生长发育等均有严重的影响。铅中毒是体内铅含量超标引起的严重危害健康的疾病，儿童铅中毒并非传统意义的中毒，而是表示儿童体内的铅负荷已经处于有损健康的危险水平。

1. 铅的危害

处于生长发育时期的儿童铅吸收率为成人的 5 倍，且其对铅的排泄能力相对较弱，铅逐渐蓄积于血液和骨骼中，引发铅中毒。随着儿童体内铅含量的增加，铅中毒程度加深，主要危害包括以下四个方面。

（1）神经系统损害　铅进入儿童体内，可造成神经递质传导阻滞，引起智力下降及典型肌肉损害，也可使儿童心理发生变化，部分儿童可能表现为多动症。

（2）营养素流失　血铅过高可导致儿童体内微量元素的丢失，导致酶失活，进而影响其智力和生长发育。

（3）骨骼损害　儿童体内的铅可通过毒化细胞干扰代谢过程影响钙的吸收，或损伤内分泌器官影响代谢，直接或间接影响骨骼功能。

（4）贫血　铅对儿童血液系统的影响主要表现为血红蛋白合成减少及红细胞寿命缩短，最终导致贫血。

2. 铅的来源

儿童体内铅的来源主要为三个方面，一是环境污染，二是饮食，三是含铅器具。工业污染、含铅汽油、燃煤等均可导致环境的铅污染，通过食物链或空气富集在儿童体内。铅含量高的食品有松花蛋、爆米花、罐装食品、膨化食品、部分茶叶等，多由于制作或盛放食物的器具含有铅，或加入的食品添加剂含铅，最终被儿童摄入体内。一些玩具、用具本身或漆中含有铅，儿童在吸吮手指、啃咬玩具或用具时也会使铅进入体内。

3. 铅中毒的预防措施

（1）控制饮食　应避免孩子食用铅含量高的食物如皮蛋、老式爆米花等，如果一定要吃，则尽量少食，且避免空腹食用以降低对铅的吸收。在日常生活中注意孩子的膳食平衡，定期进食，避免养成吃零食的习惯。同时应注意补充驱铅食物，如富含钙的乳制品和豆制品等，补充矿物质如含铁、锌丰富的肝脏和海产品，补充维生素如富含维生素 C 的新鲜蔬果等，并限制脂肪的摄入，可以减少对铅的吸收或促进铅的排出。

（2）生活须注意的事项　玩具、用具中含铅，应避免孩子养成吸吮手指或啃咬玩具的习惯，并注意提醒孩子饭前洗手。家长应避免用印有字迹的塑料袋装食物。在选购孩子的餐具时，尽量选取接触食物面无彩色图案的餐具。当孩子出现诸如注意力差、动作过多、脾气急躁等症状时，不要急着苛责孩子，应定期带孩子检查血铅水平看是否为铅中毒，如果铅含量高，应及时处理。

第七章 "食" 乐园

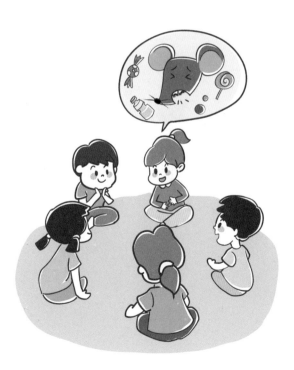

食育，在孩子心里
播下健康的种子

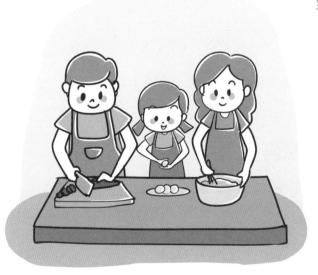

在了解了这么多有关食物的知识后，相信大家已经迫不及待地想要跟自己身边的孩子分享了。可是，让孩子认识并记住这些内容，也不是一件简单的事情。如何把我们获得的这些知识，用孩子能接受并乐于接受的方式传递给他们，也是需要一些技巧的。在这一章里，我们就将向大家介绍一些在娱乐中教授孩子食物相关知识的方法，让我们一起带着孩子在食物的乐园里畅游吧。

和食物做游戏

通过之前的一系列介绍，相信大家对于与食物相关的知识、科学饮食的技能及一些实际操作技巧都有了一定的了解。但是，仅仅凭借讲解和说教很难打动孩子，也很难让他们记住这些知识。因此，我们需要一些更灵活、更有趣的方式来向孩子传输这些和食物相关的知识，这其中最简单易行、最有效的方式，莫过于让孩子和食物做游戏了。

和食物做游戏，并不是说让孩子玩弄食物或者是浪费食物。恰恰相反，让孩子和食物做游戏的目的，就是通过一些直接的接触，加深对食物的认知和兴趣，从而帮助孩子培养良好的饮食习惯。

食物游戏作用大

英国 Coulthard H. 等人在 2017 年的一项研究证明，通过让孩子进行对食物感官接触的游戏，孩子会有更大的可能性接受并吃掉这种食物。这有利于帮助孩子建立良好的膳食模式。在游戏的过程中，孩子还会充分发挥想象力和创造力，有些游戏还需要孩子亲自动手来操作。因此，孩子在享受游戏带来的快乐过程中，还培养了动手与动脑的能力。除此之外，游戏过程中孩子与家长或老师的互动，有助于增进家长、老师与孩子的感情，同时锻炼孩子的表达与交流能力。

既然和食物做游戏有这么多的好处，那么游戏的设计与选择，又有哪些讲究呢？是不是只要目的明确、逻辑清晰就可以了呢？当然不是。虽然说针对不同地域、不同生活习惯、不同脾气性格的孩子，游戏的选择上会有一些差异，但是应该具有下列几个特点。

（1）游戏要有足够的趣味性　孩子天性喜欢玩闹，如果一个游戏只注重知识性，没有让孩子感觉到快乐，那么它很难让孩子产生兴趣，孩子很快就会把注意力转移到其他事物上，游戏也就失去了意义。只有让孩子真正觉得这个游戏有意思，他们才会沉浸其中并汲取营养学知识，也就是所谓的寓教于乐。

（2）对孩子的教育应当是启发式，而不是灌输式的　在游戏的过程中，我们应当尽量启发孩子，带动孩子去思考，而不是一味地告诉孩子这是什么、要怎么做。比如帮孩子认识食物，让孩子根据食物的颜色、气味、口感或其他特点来辨别食物，比直接告诉孩子食物的名称效果要好得多。

（3）要让孩子与食物有充分的接触　我们应当充分调动孩子的多个感官，让孩子眼睛、鼻子、嘴甚至是手脚都参与进来。家长或老师应避免拿着一个食物枯燥地给孩子讲它的外观、味道等，而是要把食物放到孩子的手里，让他去摸一摸，感觉表面的光滑程度；摁一摁，感觉食物的软硬程度；甚至亲口去尝一尝。这样的游戏，孩子接纳起来会更好，参与度也会更高。

（4）让孩子有成就感　一个游戏，哪怕是在过程中失败了几次，也要让孩子最后有一个成功的结局，让孩子体会到成就感，这样能够帮助孩子建立起自信，游戏的效果会更好一些，孩子也会更乐于参加这类游戏。反之，如果一个游戏带给孩子的只有挫败感，那相信他也不愿意将游戏继续下去了。这也就要求游戏不能设计得太过复杂，还要给孩子留出足够的时间，让孩子足以完成。

（5）要充分考虑游戏的安全与卫生　孩子对身体协调性的掌握较差，对危险事物的认知不足，这也要求我们在设计游戏时，充分考虑孩子的安全，尽量避开利器，不选择过冷、过热、有毒、有腐蚀性的食物，让孩子在安全舒适的环境下完成游戏。

如何设计食物游戏

上个部分讲述了游戏设计中应当注意的问题，那么，开展一项食物游戏，又要考虑哪些问题呢？

（1）游戏的目的　千万不要想到什么就让孩子做什么，要有条理、有目的地展开游戏。比如想通过这个游戏让孩子明白吃糖要适量，或者通过这个游戏让孩子明白挑食的害处，整个游戏最好就围绕这一个主题来进行。毕竟食物游戏也不是单纯地陪孩子"闹着玩"，而是通过游戏达到让孩子接受食物相关知识的目的。

（2）游戏的准备　进行游戏前，要合理安排游戏时间，选择适合游戏的场合，并准备齐全做游戏的道具。时间上要合理安排，让孩子能有条不紊地把游戏进行下去；场合的选择，则要注意周边环境是否安全、整洁、卫生。如果为了做游戏而让孩子受到伤害，那就得不偿失了；道具方面，要选择适合游戏目的、方便游戏展开的材料。如果有条件的话，最好向孩子展示实物，因为那些非常夸张、失真的模型或者图画会影响教育效果。

（3）游戏的反馈　在游戏进行的过程中，要根据孩子的表现适时地进行反馈。孩子表现得好了，要不吝对孩子的夸奖，甚至可以给予一定的、合适的奖励，让孩子形成正向的促进效应；要是孩子哪儿做得不好或不对，也千万要有耐心，不能劈头盖脸地指责孩子，也不要直接指出孩子哪儿做错了，而是要循循善诱，让孩子自己发现错误，改正错误。此外，反馈还包括日后长期的反馈，也就是说，在游戏之后的日常生活中，也要时常巩固学到的知识，以加深孩子的印象。

食物游戏趣多多——家长孩子齐参与

如果是在家里做游戏的话，家长可以选择一些孩子可以独立完成的游戏。

（1）食物拼图　对于年龄偏小的孩子，食物拼图可以帮助孩子掌握很多与食物相关的知识，而且也是在孩子能力范围内能够很好完成的一类游戏。

家长可以买现成的拼图，或者和孩子一起在纸上画出这种食物并用剪刀裁开，让孩子拼出食物形状，之后再让孩子亲身接触这种食物，对其有更深刻地认识。一些食物如土豆、胡萝卜、苹果等，也可以切成大小适中的块状，让孩子拼接起来。还可以给孩子提供不同形状、不同颜色的蔬菜、水果的切块、切片，让孩子发挥自己的想象，或者提供适当的模板，让孩子在拼盘里摆出各种各样的图案。

（2）食物分类　如果孩子对食物已经有了一些基本的认识，就可以让孩子进行食物分类的游戏了。家长可以先摆出各种各样的食物，然后再另设几个分区，如蔬菜区、水果区、主食区、肉类区等，让孩子把不同的食物放到不同的分区里。选择食物时，可以选择之前教孩子认过的食物，帮助孩子进行巩固，也可以加入新的食物并在游戏过程中给孩子适当的提示。在孩子每选择一种食物放到分区后，家长可告诉孩子这种食物有什么好处，以及如何对食物进行选择等。有条件的情况下，可以带着孩子在超市或菜市场中亲自选择食物，在实践中增加对食物的认知。

（3）食物拓印画　不同食物的外形是各不相同的。如果把不同的食物按照一定的方式切开，它的切面的形状也是不一样的，比如玉米的切面像一朵花，芹菜的切面像月牙，胡萝卜的切面像小太阳等。家长可以在孩子认识食物后，把食物切开，观察它的内部结构，然后把这些切面蘸上一些颜料，在纸上拓印，之后还可以让孩子用笔在纸上添添画画，做成孩子自己认为有意义的图画。

食物游戏趣多多——幼儿园宝宝共欢笑

在幼儿园，可以选择一些适合多人的游戏，这样孩子不仅可以获取营养知识，还可以增进彼此的感情。

（1）彩色面捏　如果有在家里蒸馒头或者包饺子的经历，就会发现孩子对于和面、揉面的过程是比较好奇的。为了更符合孩子的心性，可以在面粉里加上不同颜色的果蔬汁，和出五颜六色的面团出来。比如加入菠菜汁和成绿色面团，加入胡萝卜汁和成橙色面团，加入西瓜汁和成红色面团等。面粉变成面团的这一过程，可以让孩子观察甚至亲自体验。面团和好之后，可以让孩子像玩橡皮泥一样，用各色的面团捏出不同的形状，并组合、创作出专属的作品来。条件允许的话，还可以把孩子捏好的面团蒸出来，让孩子品尝自己捏出来的面点。

（2）营养知识小竞赛　对于稍微大一些的孩子，可以定期举办营养知识小竞赛，在经过简单的教学后，让孩子们坐在一起，向他们提问一些浅显易懂的小问题，比如"西瓜是蔬菜还是水果？""吃蛋糕和青菜哪个不容易长胖？"等，让孩子们举手抢答。对于表现活跃或者成绩较好的孩子，可以评选出如"营养小达人""食物小王子/小公主"等称号，发放一些与食物相关的小奖品；对于表现不那么活跃或者答错的孩子，也要给予一定的鼓励。

（3）餐桌礼仪训练　在幼儿园中，可以用游戏的形式来向孩子普及餐桌文化和礼仪知识。例如，将包含错误餐桌礼仪的图片给孩子看，或者由老师进行错误餐桌礼仪的表演，让孩子们寻找图片里面或老师表演中的错误的餐桌礼仪，并说明正确的做法，记录孩子们找到错误的个数；也可以准备两组餐桌礼仪的图片或表演，一组为正确示范，一组为错误示范，由孩子们讨论并判断对错，记录孩子们选择正确示范的个数。不管哪一种形式，在孩子完成游戏后，都要给予孩子一定的鼓励，并引导孩子认识正确的做法。在进行餐桌礼仪教育后，可在幼儿园里模拟正式就餐的场合，让孩子们展示餐桌礼仪，互相发现彼此的不足。

需要注意的是，在游戏过程，家园共育对促进孩子健康成长十分重要。对孩子进行营养健康教育仅仅依赖幼儿园或家长任何一方都是远远不够的，必须依赖双方的通力合作、共同行动。可以参考以下方法。

（1）利用家园联系栏向家长宣传健康营养知识，丰富家长的膳食文化知识，指导家长的膳食行为，让家长在家中潜移默化地影响孩子。

（2）充分调动家长的积极性，让家长进课堂，轮流请家长入园进行健康食品知识的讲授或互动，也可以将所有家长请来或通过网络渠道交流一些小吃的做法，并将家长亲手做的孩子喜欢吃的各种各样美味小食物带到幼儿园和大家一起品尝，激发孩子对各种食物的欲望。

（3）召开家长座谈会，向家长宣传正确的饮食习惯，如少给孩子吃零食，尽量不喝饮料，保证每天都有足量的奶制品摄入。

（4）家长或老师多给孩子讲一些生动的营养小故事，帮助孩子知晓营养健康知识，养成健康的饮食习惯。

食物营养故事集——听小朋友讲故事

为了让孩子加深对食物和营养相关知识的记忆，同时培养孩子的逻辑和语言表达能力，我们不妨进行一下角色互换，摆脱平时我们给孩子讲故事的传统，让孩子给我们讲营养故事。

（1）故事复述　可以先用语言向孩子介绍故事的来龙去脉，等孩子对故事有了了解之后，让孩子复述这个故事，并将其中的营养知识讲清楚。下面列举两个小故事。

①小老鼠长蛀牙

故事内容：从前有只小老鼠不喜欢喝水，只喜欢喝各种甜甜的饮料，别的小动物向它劝告时它还不理不睬。结果日复一日，小老鼠长了满嘴蛀牙，最后只好把牙齿全都拔掉，只能眼睁睁地看别人吃好吃的。

营养小知识：吃太多甜食容易长蛀牙。

②小明爱挑食

故事内容：小明今年3岁了，活泼可爱，喜欢跑又喜欢跳，有很多小朋友都愿意和他一起玩。但是他们不知道小明有一个坏习惯，就是不喜欢吃蔬菜，只喜欢吃肉。就这样过了2年，小明越来越胖，个子也不长了，跑也跑不动，跳也跳不高，小朋友们逐渐不跟小明一起玩了，小明很难过。

营养小知识：挑食、偏食会导致身体营养不均衡，发育不良。所以，肉要吃，菜也要吃。

（2）图片描述　我们还可以给孩子展示一段连环画或几张图片，让孩子自己描述画面中有什么内容并猜测故事的发展，再告诉孩子原本的故事走向，让孩子比较他自己的想法和原本的故事有什么差异，最后告诉孩子其中蕴含的营养知识。下面列举两个小故事。

①小猪和小羊

图片准备：村子里有小猪和小羊；小猪不好好吃饭，吃零食；小羊吃营养均衡的食物，锻炼身体；大灰狼来了，小羊跑得快，小猪跑得慢；小猪被抓到，小羊去搬救兵；小猪得救；小猪向小羊学习；小猪跑得快了，变得健康。

完整故事：小猪和小羊生活在一个村子里。小猪每天不好好吃饭，吃好多好多零食，吃完了就去看电视、睡大觉。小羊每天乖乖吃各种食物，吃完还要去学习和锻炼身体。有一天，大灰狼来村子里，小羊很快就逃开了，可小猪由于太胖跑不动被抓住了。小羊叫来了其他动物帮忙，赶走了大灰狼，救出了小猪。小猪改过自新，向小羊学习，也变得健康起来。

② 丽丽的便秘

图片准备：丽丽不爱吃谷物、蔬菜、水果；其他小朋友每天规律排大便；丽丽一周排大便一次并且很费力；丽丽问妈妈原因；妈妈讲解；丽丽改正挑食的毛病后，规律排便。

完整故事：丽丽不爱吃谷物和蔬果类食物，她最近有一个小苦恼，为什么其他小朋友每天都去排便，自己却一个星期排便一次呢？于是丽丽去问妈妈原因，得知原来是由于她平时挑食的缘故。谷物和蔬果里有一个小仙子，名字叫膳食纤维，可以帮助自己每天排大便不费力。后来丽丽不再挑食，爱上吃谷物和蔬果，成为了一个可以按时排便的小仙女。

两种方法分别锻炼了孩子的记忆能力、观察力、想象力，又让孩子通过讲故事收获了健康饮食习惯方面的知识。

食物游戏情景剧

除了以上几种游戏，我们还有一种更加生动、活泼的与食物做游戏的方式，那就是食物游戏情景剧。

　　最简单的情景剧，可以让孩子装扮成某种食物，给大家讲述：
"我"是什么食物，这种食物有什么特点，小朋友吃了对身体有什
么好处。在这基础上，还可以根据孩子所表演的食材，编一些营养
小故事。

　　如果是在幼儿园里，可以让孩子设计一些与食物相关的情景剧，
拟定多个角色，扮演多种食物，设想食物之间会发生什么稀奇古怪
的故事。如果需要，还可以拟出一些场景，模拟一些道具，甚至叫
上老师和家长一起来演出。

　　下面将对几个在幼儿园可以开展的食育游戏进行详细的场景描
述，让老师更加清楚游戏的开展方法。

1. 认识食物大比拼

（1）教学目标

① 在游戏的过程中认识食物。

② 教育孩子养成不挑食的良好习惯。

③ 教育孩子多吃蔬菜水果，远离油炸食品、含糖饮料等不健康
食品。

（2）教学思路　老师可以首先列举出三类食物，比如"油炸食
品""蔬菜水果""含糖饮料"（并在每类食品后列出 5~10 种该类
食品，比如蔬菜水果中可以列出：苹果、桃子、玉米、白菜、土豆等），

给每一个小朋友分配一个食物角色（老师要提前准备好食物小道具），给他们一个特定的场景，让孩子们想象食物之间会发生怎样的故事，孩子在角色扮演中深入了解每种食物的营养作用，色泽、气味及在餐桌上扮演的角色，最后由老师对表现最符合现实情景的孩子进行点评，让孩子在游戏的过程中认识食物。

（3）教学过程

①引入

老师：小朋友们，平常爸爸妈妈带你到外面去吃饭吗？今天，老师带你们到"食乐园"餐厅去看看。如果大家有胃口的话，我们就吃一顿，怎么样？现在大家一起准备好，我们出发了（播放多媒体动画）。快看看，我们到了。（以下是该活动的剧本。）

老师："食乐园"是各类食物的小天地，"油炸食品""蔬菜水果""含糖饮料"是"食乐园"中的三类开心小食，小朋友们喜欢它们吗？如果让你们选择一种食用，你们会首先选哪一种呢？你们的选择对吗？这三类可爱的食物会怎样介绍自己呢？

（多媒体上出现"食乐园"餐馆的背景伴着音乐，三类食物"油炸食品""蔬菜水果"和"含糖饮料"出场。）

②场景一

老师：首先出场的是"油炸食品"，下面大家来一起听一下"油炸食品"的自我介绍好不好啊？

（多媒体上出现了胖胖黄黄的"油炸食品"形象。）

"油炸食品 A"（小朋友 1 扮演）的自由演说（从外形、味道、营养等方面来介绍）。

"油炸食品 B"（小朋友 2 扮演）的自由演说（从外形、味道、营养等方面来介绍）。

"油炸食品 C"（小朋友 3 扮演）的自由演说（从外形、味道、营养等方面来介绍）。

③场景二

老师："油炸食品"的介绍结束啦，现在迫不及待上台的是我们的"含糖饮料"。

（多媒体上出现了"含糖饮料"们的抢答："还有我们呢！还有我们呢！"）

"含糖饮料 A"（小朋友 4 扮演）的自由演说（从味道、口感、特点等方面来介绍）。

"含糖饮料 B"（小朋友 5 扮演）的自由演说（从味道、口感、特点等方面来介绍）。

"含糖饮料 C"（小朋友 6 扮演）的自由演说（从味道、口感、特点等方面来介绍）。

④场景三

老师：最后到了我们的"蔬菜水果"们啦，大家喜欢它们吗？大家看"蔬菜水果"们的自我介绍，好不好呀？

（多媒体上的"蔬菜水果"们争先恐后地蹦了出来。）

"蔬菜水果 A"（小朋友 7 扮演）的自由演说（从外形、味道、营养等方面来介绍）。

"蔬菜水果 B"（小朋友 8 扮演）的自由演说（从外形、味道、营养等方面来介绍）。

"蔬菜水果 C"（小朋友 9 扮演）的自由演说（从外形、味道、营养等方面来介绍）。

⑤ 场景四

老师：听了它们的自我介绍，小朋友们想在"食乐园"美餐一顿吗？如果想的话，那我们就快快坐好吧！

（多媒体上播放出："蔬菜水果""含糖饮料""油炸食品"争论的画面。此处应配有嘈杂的声音。）

老师：咦？刚才还好好的，怎么这会儿它们居然吵起来了呢？哦！原来它们都觉得自己最了不起，不把别的食物放在眼里呀。那么它们会说些什么呢？各位小朋友们展开想象的翅膀，把每个食物要说的话展示出来吧。

代表各种食物的小朋友之间激烈地讨论。

⑥ 场景五

老师："蔬菜水果""含糖饮料""油炸食品"们争得不可开交之时，一直默默地站在那儿的桌子伯伯开口了。

桌子伯伯（小朋友 10 扮演）：你们说的话都挺有道理，孩子们要健康成长，需要你们和你们的兄弟姐妹共同的帮助呀！但有一些食物吃多了对人的健康确实不好，这个时候就需要你们各司其职，共同为孩子们的健康成长服务了。

老师：听了桌子伯伯的话，三种食物都点头称是，最终停止了争论。

⑦总结

老师：小朋友们，食物家族中还有很多很多的成员，它们长得各有特色，各有营养，请大家课后再去搜集几样食物的资料。想象一下，它们是什么样？它们之间又会发生怎样的故事呢？我们下节课再继续讨论。

2. 膳食纤维作用大

（1）教学目标

① 在游戏的过程中认识哪些食物中富含膳食纤维。

② 教育孩子膳食纤维能够预防并改善便秘。

③ 教育孩子多吃谷物、蔬菜和水果等富含膳食纤维的食物。

（2）教学思路　老师可以首先列举出多种富含膳食纤维的食物，如玉米糁、燕麦、小米、甘薯、黄豆、荷兰豆、空心菜、西芹、石榴、桑葚、梨、猕猴桃、松蘑、木耳、紫菜等，将它们与不富含膳食纤维的食物打乱顺序混合在一起，在屏幕上显示，供孩子们选择。给选择出正确富含膳食纤维食物的孩子发放相应的食物头冠，老师头戴便便的头冠蹲在两把椅子中间，由扮演富含膳食纤维食物的孩子一起将老师推出去。最后由老师对表现得最符合现实情景的孩子进行点评，让孩子在游戏的过程中认识富含膳食纤维的食物，了解膳食纤维对便秘的作用。

（3）教学过程

① 引入

提前布置好场景，准备两把椅子充当肠道，一名老师头戴便便的头冠蹲在椅子中间假装被卡住。

便便：救命啊，我是便便，卡在这里好难受呀，有没有人来帮帮我？

老师：孩子们，你们听见救命声了吗？我们过去看看发生了什么好不好？哎，这里有一坨"便便"，它卡在这里排不出去了。你们有过拉不出便便的时候吗？是不是很难受？那我们来帮帮它好不好？

② 小课堂

老师：孩子们，只有我们通过考验，才能成功变身拯救"便便"。接下来，我们要赶快弄明白为什么"便便"会卡在这里，我们又如何才能拯救它。

通过播放幻灯片或用其他方式介绍膳食纤维在肠道内的作用，如果含膳食纤维的食物摄入不足可能会导致便秘，以及哪些食物富含膳食纤维。

老师：好，接下来我们要去迎接挑战，大家一起加油！

③ 拯救行动

屏幕上播放准备好的多种富含膳食纤维和非富含膳食纤维的食物图片，让孩子们选择富含膳食纤维的食物，答对的孩子获得相应食物的头冠变身成功，答错的孩子在旁边加油鼓劲。

老师：现在大家都变身成功，都是富含膳食纤维的食物啦。让我们一起合力把"便便"从它卡住的地方推出去好不好？拯救"便便"大行动开始！

由小朋友们一起将"便便"从两把椅子中间推出去。

便便：太棒了！谢谢你们，我终于出来了！这些富含膳食纤维的小食物送给你们（给孩子发放富含膳食纤维的水果等）。

④ 总结

老师：富含膳食纤维的食物可以拯救拉不出来的便便，大家记住了吗？回家要不要多吃一些富含膳食纤维的食物？我宣布，今天大家的拯救行动圆满完成！

3. 健康营养放心上

为提高孩子对水果、蔬菜或者豆制品等的喜爱，幼儿园可以定期举办健康营养主题教育活动，如水果——"酸酸甜甜就是我的滋味"；蔬菜——"健康绿色我有我的独特"；豆类——"色彩丰富代表我的营养"。

以上三个游戏中，主要以突出介绍蔬菜、水果、豆类各自特点为主，比如在水果的"酸酸甜甜就是我的滋味"主题活动中，主要突出不同水果的生长特点。可以在该营养主题教育活动中，让一些孩子带上画有水果的图片头饰扮演不同的水果，如"香蕉""西瓜"，其他孩子身上贴上"香蕉树""西瓜秧"，让孩子们对应起来。游戏结束后为孩子们讲述关于水果的营养，让孩子充分了解水果、蔬菜和豆类的特点，并增加孩子对于食物营养特点探究的主观能动性。

在情景剧设计过程中，要注意故事情节不要过于复杂拖沓，避免孩子理解困难或者因为表演时间太久而缺乏兴趣；人物角色鲜明有特色，最好让孩子一眼就可以分辨出谁是好的，谁是坏的；充分让孩子参与其中，体会游戏的乐趣。

我是小厨师

老话说"光说不练假把式"，那么在孩子食品与营养方面，具体怎么操作？要注意些什么？这也是值得我们关注的。比如，学龄前儿童膳食的烹调应该注意什么？在制作孩子膳食的时候调味品的添加有什么要求？比较适合孩子的食谱有哪些？是否应该让孩子学习做饭？接下来，就让我们走进儿童膳食小厨房去看一看。

如何正确烹调儿童膳食

《中国居民膳食指南（2016）》对于学龄前儿童的膳食指导包

括：① 规律就餐，自主进食不挑食，培养良好饮食习惯。② 每天饮奶，足量饮水，正确选择零食。③ 食物应合理烹调，易于消化，少调料，少油炸。④ 参与食物选择与制作，增进对食物的认知与喜爱。⑤ 经常户外活动，保障健康生长。

为了满足以上几点，我们在烹调儿童膳食时，需要注意以下内容。

（1）营养合理且全面，保证孩子生长发育的需要　学龄前儿童身体仍处于较快速生长的阶段，对各种营养素的需求也有别于成人。因此我们为孩子准备膳食时，要考虑孩子对各种营养素的需求，尽量做到合理、全面。具体可以参考中国营养学会制定的《中国居民膳食营养素参考摄入量》，其中就有儿童膳食营养素参考摄入量标准（见附录1）。

（2）选择适当的烹调方式，便于孩子咀嚼、消化与吸收　孩子的口腔、胃肠道功能尚未发育完善，因此在进行食物烹调时应当酌情考虑烹饪方式，要易于孩子咀嚼和消化，少油炸。

（3）注意油盐和食物调味品的添加　油和盐的摄入与肥胖、高血压等慢性病的发病率有着直接的关联。因此，儿童时期就应该限制油和盐等调味品的摄入，同时尽量少吃腌制、熏制食品。

（4）餐次和每次用餐量合理，养成规律就餐习惯　应培养孩子规律、按时就餐的习惯，如果需要加餐，应注意时间和量，零食的选择也应慎重。加餐时间不要离正餐过近，能量也不应超过正餐。

（5）符合孩子兴趣，改善食物色、香、味，尽量避免孩子挑

食　膳食应尽量满足孩子兴趣，孩子好奇心强，喜欢尝试新鲜的事物，把食物做得尽可能美观、新奇，可以帮助孩子接受那些本来不爱吃的食物，改善孩子挑食的情况。

食品加工、烹调对食物价值的影响

食物经过烹调、加工后，其营养价值也会或多或少地发生改变，一些营养素可能会被破坏或者损失，而一些营养素可能会变得更容易被人体消化、吸收。那么各类食物经过加工、烹调会有怎样的变化呢？

（1）谷类　谷粒本身营养分布极不均匀，主要由以下四部分组成：富含纤维素的谷皮；富含蛋白质、脂肪、矿物质、B族维生素的糊粉层；含大量淀粉和蛋白质的胚乳；富含蛋白质、矿物质、B族维生素、维生素E和胚芽油的胚。因此，谷类加工和烹调造成的营养素损失也有所不同。

如果把谷类制粉、制米，最常见的就是面粉、大米等，那么去除了谷皮后，谷皮中的营养素也会全部损失。加工精度更高时，还会损伤到糊粉层和胚芽，B族维生素等营养素也会有所损耗。但如果加工得过于粗糙，营养素没有受到损失，可是口感会相对较差，营养素的消化吸收率也较低。此外，膳食纤维、植酸含量高的话也会影响钙、铁、锌等矿物元素的吸收。大米的淘洗、蒸煮，面食的焙烤，都会造成B族维生素的损失，尤其是油条等油炸面食，

维生素 B_1 含量几乎为零，而且高温烹调面食还可能产生丙烯酰胺等对人体有害的物质。

（2）大豆类　大豆的加工包括发酵、做豆芽、制作豆腐等。通过发酵将大豆制作成腐乳、豆豉、豆瓣酱等，可能会增加一些营养素的含量或者活性，提高其营养价值。而通过制作豆芽，会将维生素 C 的含量从 0 增至 5~10 毫克 /100 克，同时发芽的过程还会分解植酸，有利于矿物质的消化吸收。

（3）果蔬类　通过罐装、腌渍、脱水等方式对果蔬进行加工，其中的营养素会有较大损失，尤其是维生素 C，加热烹调也会有类似的效果。

（4）动物性食物　动物性食物（主要指禽、畜肉和鱼类）的加工有罐装、熏制、腌制、熟食制品等，这些处理对宏量营养素的影响不大，但高温制作可能会破坏 B 族维生素。

（5）乳类　乳类经过巴氏杀菌可以制作成消毒牛奶、奶粉、炼乳、酸奶、奶油、奶酪等多种产品，不同的加工方法对营养素的破坏程度各不相同，营养素的含量也会有较大差异。

（6）蛋类　煮鸡蛋和生鸡蛋营养价值差异不大，但是皮蛋由于碱的作用会损失部分 B 族维生素。而通过酒糟浸泡的方式将鸡蛋做成"糟蛋"，酒糟中的乙醇会使蛋壳中的钙向内部迁移，因此会大大增加钙的含量。

调味品添加须适量

《中国居民膳食指南》指出，对于学龄前儿童，从小培养其清淡口味，有助于形成终生的饮食习惯；食物不应过咸、油腻或辛辣，尽可能不用或少用味精或色素、鸡精、糖精等调味品；为孩子烹调食物时，应控制食盐用量，还应少选含盐高的腌制食品或调味品；可适量选取天然、新鲜香料（如葱、蒜、洋葱、柠檬、醋、香草等）和新鲜果蔬汁（如西红柿汁、菠菜汁、南瓜汁等）进行调味。

在实际烹饪过程中，我们应注意以下几点。

（1）饮食尽量清淡，限制盐的摄入　有些家长可能会担心，食盐摄入过少会不会导致孩子出现"没力气"的情况。其实，孩子对钠盐的需求量并不是很高，日常的食物、零食，可以说几乎所有的食物都含有钠盐，这些几乎已经可以满足孩子对钠的需求量了。因此，在烹饪菜肴时，不必因为担心孩子钠盐摄入不足而多添加食盐或者酱油。

（2）用油不宜过多　孩子从 10 个月左右就可以在摄入的食物中添加一些食用油，但用量不能过多。对孩子来说，清炒或者清蒸是较好的烹调方式，尽量不要选择油煎或油炸。在选择食用油时，尽量使用植物油，而不是猪油、牛油等含饱和脂肪酸较多的动物油。至于植物油的选择，可以定期更换种类，如橄榄油、大豆油、花生油、菜籽油等轮换着食用，避免因长期食用单一油类而导致脂肪酸摄入不均衡。

（3）少吃熏制及腌制食品　熏制食品是我国传统的一种食物保存方法，有不少人喜欢熏制食品的特殊口味，但研究发现熏制过程可能把重金属砷带入食物，对身体造成不良影响，应尽量少吃或不吃；而咸鱼、咸菜等腌制食品则含有大量的食盐和亚硝酸盐，孩子也不宜多吃。

（4）少放辣椒、葱、姜、蒜等辛辣的调味品　辛辣的调味品会对胃肠黏膜产生一些刺激，煮熟后其刺激性会大大降低，但是孩子的消化道比较娇嫩，多食仍会造成不良影响。

孩子的厨艺展示

家长除了为孩子精心准备美味食品外，还可以让孩子亲自动手，参与到烹饪过程中来。在这个过程中，孩子了解了饭菜的处理过程，就会对食物更加有兴趣。同时，孩子体会到做饭的辛苦，也会更加珍惜食物。需要注意的是，家长要全程监护，要合理选择烹饪的原材料和烹饪方式，避免孩子划伤、烧伤、烫伤等。下面我们推荐几款孩子可以参与制作的亲子共制菜单。

（1）酸奶水果沙拉　家长和孩子一起将水果洗净备用。家长用刀将水果切片或切块，并准备各种各样的小模具，让孩子用模具将切好的水果片或水果块做出自己喜欢的形状。将火龙果放入小碗中，让孩子将其捣碎，将果泥过筛，与一部分原味酸奶混合调匀。家长与孩子一起将剩余的原味酸奶倒入盘中，再倒入混合酸奶，用牙签或叉子轻轻滑动拉花，最后将准备好的水果摆入其中，一道健康营养的酸奶水果沙拉就做好了。

（2）主题蛋包饭　饭前家长与孩子一起选择一个主题，准备食材，洗净备用。家长煎好蛋皮，做好炒饭，炒饭中可放入西红柿丁、胡萝卜丁、火腿丁、土豆丁、青豆等配菜。孩子用牙签在冷却的蛋皮上割出喜欢的形状，将其铺到保鲜膜上，将炒饭放入蛋皮并包成椭球形，去掉保鲜膜，装盘。家长与孩子一起准备装饰部分，可用海苔片、芝士、胡萝卜、西蓝花、肉类、水果等各种食材做出符合主题的装饰，放入盘中，主题蛋包饭就完成了。

（3）小动物饭团　饭前家长与孩子一起选择要做的动物形象饭团，准备食材，洗净备用。家长与孩子一起淘米，将米放入锅中蒸米饭，一起将蒸好的米饭取适量捏成所需的动物形状。根据动物的颜色，将饭团用海苔片、鸡蛋皮、蟹肉棒、青菜叶等包起来，最后用保鲜膜包覆固定。用胡萝卜、青豆、青菜叶、海苔片等做出动物的五官，并将其摆放在饭团上。将饭团装盘，在周围放上装饰用的配菜，即可完成。

家长不妨将做饭过程录制成视频，也是一段难得的资料，以后可以和孩子一起观看做饭的经历。

最后，等饭菜做好，就可以和孩子一起享用美食啦。家长要记得不要吝惜对孩子的称赞，给孩子适当的鼓励和夸奖能够形成良好的正反馈。

附录

附录1 儿童膳食营养素参考摄入量

儿童膳食宏量营养素参考摄入量见附表1-1。

附表1-1 儿童膳食宏量营养素参考摄入量

年龄	能量需要值（EER）(kcal/d)		总碳水化合物（%E）	添加糖（%E）	总脂肪（%E）	饱和脂肪酸（%E）	蛋白质（g/d）	
	男	女					男	女
3岁	1250	1200	50~65	—	35[①]	—	30	30
4岁	1300	1250	50~65	<10	20~30	<8	30	30
5岁	1400	1300	50~65	<10	20~30	<8	30	30
6岁	1400	1250	50~65	<10	20~30	<8	35	35

① 为适宜摄入量（AI）；蛋白质所列为推荐摄入量（RNI）。

注：%E为能量占比；总碳水化合物、添加糖、总脂肪、饱和脂肪酸所列为宏量营养素可接受范围（AMDR）。

食育，
在孩子心里播下
健康的种子
～

儿童膳食矿物质参考摄入量见附表 1-2。

附表 1-2　儿童膳食矿物质参考摄入量

年龄	钙/(mg/d)	磷/(mg/d)	钾/(mg/d)①	钠/(mg/d)①	镁/(mg/d)	氯/(mg/d)①	铁/(mg/d)	碘/(μg/d)	锌/(mg/d)	硒/(μg/d)	铜/(mg/d)	氟/(mg/d)①	铬/(μg/d)①	锰/(mg/d)①	钼/(μg/d)
1岁~	600	300	900	700	140	1100	9	90	4.0	25	0.3	0.6	15	1.5	40
4岁~	800	350	1200	900	160	1400	10	90	5.5	30	0.4	0.7	20	2.0	50
7岁~	1000	470	1500	1200	220	1900	13	90	7.0	40	0.5	1.0	25	3.0	65

① 为适宜摄入量（AI）；其余为推荐摄入量（RNI）。

儿童膳食维生素参考摄入量见附表 1-3。

附表 1-3　儿童膳食维生素参考摄入量

年龄	维生素 A/(μg/d)	维生素 D/(μg/d)	维生素 E/(mg/d)①	维生素 K/(μg/d)①	维生素 B₁/(mg/d)	维生素 B₂/(mg/d)	维生素 B₆/(mg/d)	维生素 B₁₂/(μg/d)	泛酸/(mg/d)①	叶酸/(μg/d)	烟酸/(mg/d)	胆碱/(mg/d)①	生物素/(μg/d)①	维生素 C/(mg/d)①
1岁~	310	10	6	30	0.6	0.6	0.6	1.0	2.1	160	6	200	17	40
4岁~	360	10	7	40	0.8	0.7	0.7	1.2	2.5	190	8	250	20	50
7岁~	500	10	9	50	1.0	1.0	1.0	1.6	3.5	250	男：11 女：10	300	25	65

注：① 为适宜摄入量（AI）；其余为推荐摄入量（RNI）。
维生素 A 以视黄醇活性计；维生素 E 以 α 生育酚当量计；叶酸以膳食叶酸当量计；烟酸以烟酸当量计。

附录 2　各类营养素的主要食物来源

一、优质蛋白质的主要食物来源

优质蛋白质的主要食物来源见附表 2-1。

附表 2-1　优质蛋白质的主要食物来源

食物	可食部 /%	蛋白质含量 /（g/100g）
大豆	100	35.1
羊肉（瘦）	90	20.5
猪肉（瘦）	100	20.3
牛肉（瘦）	100	20.2
鸡胸脯肉	100	19.4
鲤鱼	100	17.6
草鱼	100	16.6
鸭胸脯肉	100	15
鸡蛋（红皮）	88	12.8
鸡蛋（白皮）	87	12.7
牛乳	100	3
鲜羊乳	100	1.5

二、不饱和脂肪酸的主要食物来源

单不饱和脂肪酸的主要食物来源见附表 2-2。

附表 2-2　单不饱和脂肪酸的主要食物来源

食物	可食部 /%	单不饱和脂肪酸 /（g/100g）
山核桃（熟）	43	36.0
黄油	100	34.0
奶油	100	31.3

食物	可食部 /%	单不饱和脂肪酸 /（g/100g）
猪肉	100	30.6
酥油	100	30.3
鸭皮	100	27.7
松子仁（炒）	100	22.2
芝麻酱	100	19.0
鸡蛋黄粉	100	18.9
香肠	100	18.1

多不饱和脂肪酸的主要食物来源见附表 2-3。

附表 2-3　多不饱和脂肪酸的主要食物来源

食物	可食部 /%	多不饱和脂肪酸 /（g/100g）
核桃（干）	43	42.8
葵花子仁	100	39.4
西瓜子仁	100	33.7
榛子（炒）	100	25.7
芝麻酱	100	24.0
奶油	100	17.4
花生仁（生、炒）	100	16.3
腐竹	100	12.4
鲮鱼（罐头）	100	10.7
油豆腐	100	10.4

三、常见维生素的主要食物来源

1. 脂溶性维生素

维生素 A 的主要食物来源见附表 2-4。

附表 2-4　维生素 A 的主要食物来源

食物	可食部 /%	维生素 A（视黄醇当量）
羊肝	100	20972
牛肝	100	20220
鸡肝	100	10414
猪肝	100	4972
胡萝卜（脱水）	100	2875
芒果	60	1342
西蓝花	83	1202
桔（早桔）	82	857
胡萝卜（红）	96	688
菠菜（脱水）	100	598
鸡蛋（白皮）	100	310

维生素 E 的主要食物来源见附表 2-5。

附表 2-5　维生素 E 的主要食物来源

食物	可食部 /%	维生素 E/(mg/100g)
冬菜	100	7229
白菜（脱水）	100	187
猪蹄（爪尖）	100	101
鹅蛋黄	100	95.7
豆油	100	93.08
青梅果脯	100	88
棉籽油	100	86.45
芝麻油	100	68.53
豆腐卷(豆制五香卷)	100	46.66
干核桃	43	43.21

2. 水溶性维生素

维生素 B_1 的主要食物来源见附表 2-6。

附表 2-6　维生素 B$_1$ 的主要食物来源

食物	可食部 /%	维生素 B$_1$/（mg/100g）
葵花子仁	100	1.8
猪大排	100	0.8
猪肉（瘦）	100	0.54
猪胆肝	100	0.41
羊肾	100	0.3
鸭肝	100	0.26
羊肝	100	0.21
猪肝	100	0.21
牛肝	100	0.16

维生素 B$_2$ 的主要食物来源见附表 2-7。

附表 2-7　维生素 B$_2$ 的主要食物来源

食物	可食部 /%	维生素 B$_2$/（mg/100mg）
牛乳粉(强化维生素)	100	6.68
猪胆肝	100	2.5
猪肝	100	2.08
羊肾	100	1.78
羊肝	100	1.75
羊乳粉（全脂）	100	1.6
牛肝	100	1.3
猪肾	93	1.14
鸭肝	100	1.05
面包	100	0.68

烟酸的主要食物来源见附表 2-8。

附表 2-8　烟酸的主要食物来源

食物	可食部 /%	维生素 B_3/（mg/100mg）
白蘑	100	44.3
羊肝	100	22.1
牛肉干	100	15.2
猪肝	100	15
烧卖	100	14.6
麦麸	100	12.5
牛肝	100	11.9
猪胆肝	100	11
油菜（脱水）	100	10.5
鱿鱼干	98	4.9
花蛤	46	1.9

维生素 C 的主要食物来源见附表 2-9。

附表 2-9　维生素 C 的主要食物来源

食物	可食部 /%	维生素 C/（mg/100g）
甜椒（脱水）	100	846
鲜枣	87	243
白菜（脱水）	100	187
橘汁（VC 蜜橘）	100	187
青椒（柿子椒）	82	144
辣椒（红小）	80	144
油菜（脱水）	100	124
无核蜜枣	100	104
萝卜缨（白）	100	77
番石榴	97	68
草莓	97	47

四、常见矿物质的主要食物来源

钙的主要食物来源见附表 2-10。

附表 2-10　钙的主要食物来源

食物	可食部 /%	钙 /（mg/100g）
芝麻酱	100	1057
虾皮	100	991
全脂牛奶	100	676
奶酪	100	659
芥菜	100	294
海参	100	285
紫菜	100	264
黑木耳	100	247
海带	100	241
黑豆	100	224

磷的主要食物来源见附表 2-11。

附表 2-11　磷的主要食物来源

食物	可食部 /%	磷 /（mg/100g）
南瓜子	100	1233
罗马奶酪	100	760
巴西坚果	43	725
扇贝	46	426
鲑鱼	58	371
瘦腰肉	100	311
豆腐	100	287
瘦牛肉	100	286
扁豆	100	180
脱脂酸奶	100	157

镁的主要食物来源见附表 2-12。

附表 2-12　镁的主要食物来源

食物	可食部 /%	镁 /（mg/100g）
苔菜（干）	100	1257
海参（干）	100	1047
松子仁（生）	100	567
榛子仁（炒）	100	502
西瓜子（炒）	100	448
麸皮	100	382
南瓜子（炒）	100	376
墨鱼干	100	359
鲍鱼干	100	352
茴香籽	100	336

铁的主要食物来源见附表 2-13。

附表 2-13　铁的主要食物来源

食物	可食部 /%	铁 /（mg/100g）
苔菜（干）	100	284
普中红蘑（干）	100	235
珍珠白蘑（干）	100	190
猪肝	100	181
木耳（干）	100	97
松茸	100	86
发菜（干）	100	85.2
姜（干）	100	85
紫菜	100	55
芝麻酱	100	50

锌的主要食物来源见附表 2-14。

附表 2-14 锌的主要食物来源

食物	可食部 /%	锌 /（mg/100g）
生蚝	36	71
小麦胚粉	100	23
蕨菜	100	18
山核桃仁（熟）	100	12.6
马肉	100	12.3
羊肚菌	100	12
扇贝（鲜）	46	11.7
猪肝	100	11.2
鱿鱼（干）	98	11
山羊肉（冻）	100	10

硒的主要食物来源见附表 2-15。

附表 2-15 硒的主要食物来源

食物	可食部 /%	硒 /（μg/100g）
魔芋精粉	100	350
鲑鱼籽酱	100	203
猪肾	93	157
鱿鱼（干）	98	156
海参（干）	100	150
贻贝（干）	100	120
墨鱼（干）	100	104
松蘑（干）	100	98
普中红蘑（干）	100	92
蛤蜊	46	87

碘的主要食物来源见附表 2-16。

附表 2-16　碘的主要食物来源

食物	可食部 /%	碘 /（μg/100g）
海带（干）	100	36240
紫菜	100	4323
芝麻海带丝	100	642
贻贝	46	346
碘蛋	83	330
海杂鱼（咸）	58	296
强力碘面	100	277
杏仁咸菜	100	275
虾皮	100	265
生姜粉	100	134

附录3 中国7岁以下儿童生长发育参照标准

一、7岁以下男童身高（长）标准值

7岁以下男童身高（长）标准值见附表3-1。

附表3-1 7岁以下男童身高（长）标准值（cm）

年龄	月龄	-3SD	-2SD	-1SD	中位数	+1SD	+2SD	+3SD
出生	0	45.2	46.9	48.6	50.4	52.2	54.0	55.8
	1	48.7	50.7	52.7	54.8	56.9	59.0	61.2
	2	52.2	54.3	56.5	58.7	61.0	63.3	65.7
	3	55.3	57.5	59.7	62.0	64.3	66.6	69.0
	4	57.9	60.1	62.3	64.6	66.9	69.3	71.7
	5	59.9	62.1	64.4	66.7	69.1	71.5	73.9
	6	61.4	63.7	66.0	68.4	70.8	73.3	75.8
	7	62.7	65.0	67.4	69.8	72.3	74.8	77.4
	8	63.9	66.3	68.7	71.2	73.7	76.3	78.9
	9	65.2	67.6	70.1	72.6	75.2	77.8	80.5
	10	66.4	68.9	71.4	74.0	76.6	79.3	82.1
	11	67.5	70.1	72.7	75.3	78.0	80.8	83.6
1岁	12	68.6	71.2	73.8	76.5	79.3	82.1	85.0
	15	71.2	74.0	76.9	79.8	82.8	85.8	88.9
	18	73.6	76.6	79.6	82.7	85.8	89.1	92.4
	21	76.0	79.1	82.3	85.6	89.0	92.4	95.9
2岁	24	78.3	81.6	85.1	88.5	92.1	95.8	99.5
	27	80.5	83.9	87.5	91.1	94.8	98.6	102.5
	30	82.4	85.9	89.6	93.3	97.1	101.0	105.0
	33	84.4	88.0	91.6	95.4	99.3	103.2	107.2
3岁	36	86.3	90.0	93.7	97.5	101.4	105.3	109.4
	39	87.5	91.2	94.9	98.8	102.7	106.7	110.7

续表

年龄	月龄	-3SD	-2SD	-1SD	中位数	+1SD	+2SD	+3SD
3 岁	42	89.3	93.0	96.7	100.6	104.5	108.6	112.7
	45	90.9	94.6	98.5	102.4	106.4	110.4	114.6
4 岁	48	92.5	96.3	100.2	104.1	108.2	112.3	116.5
	51	94.0	97.9	101.9	105.9	110.0	114.2	118.5
	54	95.6	99.5	103.6	107.7	111.9	116.2	120.6
	57	97.1	101.1	105.3	109.5	113.8	118.2	122.6
5 岁	60	98.7	102.8	107.0	111.3	115.7	120.1	124.7
	63	100.2	104.4	108.7	113.0	117.5	122.0	126.7
	66	101.6	105.9	110.2	114.7	119.2	123.8	128.6
	69	103.0	107.3	111.7	116.3	120.9	125.6	130.4
6 岁	72	104.1	108.6	113.1	117.7	122.4	127.2	132.1
	75	105.3	109.8	114.4	119.2	124.0	128.8	133.8
	78	106.5	111.1	115.8	120.7	125.6	130.5	135.6
	81	107.9	112.6	117.4	122.3	127.3	132.4	137.6

注：表中 3 岁前为身长，3 岁及 3 岁后为身高。

二、7 岁以下女童身高（长）标准值

7 岁以下女童身高（长）标准值见附表 3-2。

附表 3-2　7 岁以下女童身高（长）标准值（cm）

年龄	月龄	-3SD	-2SD	-1SD	中位数	+1SD	+2SD	+3SD
出生	0	44.7	46.4	48.0	49.7	51.4	53.2	55.0
	1	47.9	49.8	51.7	53.7	55.7	57.8	59.9
	2	51.1	53.2	55.3	57.4	59.6	61.8	64.1
	3	54.2	56.3	58.4	60.6	62.8	65.1	67.5
	4	56.7	58.8	61.0	63.1	65.4	67.7	70.0
	5	58.6	60.8	62.9	65.2	67.4	69.8	72.1

续表

年龄	月龄	−3SD	−2SD	−1SD	中位数	+1SD	+2SD	+3SD
出生	6	60.1	62.3	64.5	66.8	69.1	71.5	74.0
	7	61.3	63.6	65.9	68.2	70.6	73.1	75.6
	8	62.5	64.8	67.2	69.6	72.1	74.7	77.3
	9	63.7	66.1	68.5	71.0	73.6	76.2	78.9
	10	64.9	67.3	69.8	72.4	75.0	77.7	80.5
	11	66.1	68.6	71.1	73.7	76.4	79.2	82.0
1 岁	12	67.2	69.7	72.3	75.0	77.7	80.5	83.4
	15	70.2	72.9	75.6	78.5	81.4	84.3	87.4
	18	72.8	75.6	78.5	81.5	84.6	87.7	91.0
	21	75.1	78.1	81.2	84.4	87.7	91.1	94.5
2 岁	24	77.3	80.5	83.8	87.2	90.7	94.3	98.0
	27	79.3	82.7	86.2	89.8	93.5	97.3	101.2
	30	81.4	84.8	88.4	92.1	95.9	99.8	103.8
	33	83.4	86.9	90.5	94.3	98.1	102.0	106.1
3 岁	36	85.4	88.9	92.5	96.3	100.1	104.1	108.1
	39	86.6	90.1	93.8	97.5	101.4	105.4	109.4
	42	88.4	91.9	95.6	99.4	103.3	107.2	111.3
	45	90.1	93.7	97.4	101.2	105.1	109.2	113.3
4 岁	48	91.7	95.4	99.2	103.1	107.0	111.1	115.3
	51	93.2	97.0	100.9	104.9	109.0	113.1	117.4
	54	94.8	98.7	102.7	106.7	110.9	115.2	119.5
	57	96.4	100.3	104.4	108.5	112.8	117.1	121.6
5 岁	60	97.8	101.8	106.0	110.2	114.5	118.9	123.4
	63	99.3	103.4	107.6	111.9	116.2	120.7	125.3
	66	100.7	104.9	109.2	113.5	118.0	122.6	127.2
	69	102.0	106.3	110.7	115.2	119.7	124.4	129.1
6 岁	72	103.2	107.6	112.0	116.6	121.2	126.0	130.8
	75	104.4	108.8	113.4	118.0	122.7	127.6	132.5
	78	105.5	110.1	114.7	119.4	124.3	129.2	134.2

年龄	月龄	-3SD	-2SD	-1SD	中位数	+1SD	+2SD	+3SD
6 岁	81	106.7	111.4	116.1	121.0	125.9	130.9	136.1

注：表中 3 岁前为身长，3 岁及 3 岁后为身高。

三、7 岁以下男童体重标准值

7 岁以下男童体重标准值见附表 3-3。

附表 3-3　7 岁以下男童体重标准值（kg）

年龄	月龄	-3SD	-2SD	-1SD	中位数	+1SD	+2SD	+3SD
出生	0	2.26	2.58	2.93	3.32	3.73	4.18	4.66
	1	3.09	3.52	3.99	4.51	5.07	5.67	6.33
	2	3.94	4.47	5.05	5.68	6.38	7.14	7.97
	3	4.69	5.29	5.97	6.70	7.51	8.40	9.37
	4	5.25	5.91	6.64	7.45	8.34	9.32	10.39
	5	5.66	6.36	7.14	8.00	8.95	9.99	11.15
	6	5.97	6.70	7.51	8.41	9.41	10.50	11.72
	7	6.24	6.99	7.83	8.76	9.79	10.93	12.20
	8	6.46	7.23	8.09	9.05	10.11	11.29	12.60
	9	6.67	7.46	8.35	9.33	10.42	11.64	12.99
	10	6.86	7.67	8.58	9.58	10.71	11.95	13.34
	11	7.04	7.87	8.80	9.83	10.98	12.26	13.68
1 岁	12	7.21	8.06	9.00	10.05	11.23	12.54	14.00
	15	7.68	8.57	9.57	10.68	11.93	13.32	14.88
	18	8.13	9.07	10.12	11.29	12.61	14.09	15.75
	21	8.61	9.59	10.69	11.93	13.33	14.90	16.66
2 岁	24	9.06	10.09	11.24	12.54	14.01	15.67	17.54
	27	9.47	10.54	11.75	13.11	14.64	16.38	18.36
	30	9.86	10.97	12.22	13.64	15.24	17.06	19.13

年龄	月龄	-3SD	-2SD	-1SD	中位数	+1SD	+2SD	+3SD
2 岁	33	10.24	11.39	12.68	14.15	15.82	17.72	19.89
3 岁	36	10.61	11.79	13.13	14.65	16.39	18.37	20.64
	39	10.97	12.19	13.57	15.15	16.95	19.02	21.39
	42	11.31	12.57	14.00	15.63	17.50	19.65	22.13
	45	11.66	12.96	14.44	16.13	18.07	20.32	22.91
4 岁	48	12.01	13.35	14.88	16.64	18.67	21.01	23.73
	51	12.37	13.76	15.35	17.18	19.30	21.76	24.63
	54	12.74	14.18	15.84	17.75	19.98	22.57	25.61
	57	13.12	14.61	16.34	18.35	20.69	23.43	26.68
5 岁	60	13.50	15.06	16.87	18.98	21.46	24.38	27.85
	63	13.86	15.48	17.38	19.60	22.21	25.32	29.04
	66	14.18	15.87	17.85	20.18	22.94	26.24	30.22
	69	14.48	16.24	18.31	20.75	23.66	27.17	31.43
6 岁	72	14.74	16.56	18.71	21.26	24.32	28.03	32.57
	75	15.01	16.90	19.14	21.82	25.06	29.01	33.89
	78	15.30	17.27	19.62	22.45	25.89	30.13	35.41
	81	15.66	17.73	20.22	23.24	26.95	31.56	37.39

四、7 岁以下女童体重标准值

7 岁以下女童体重标准值见附表 3-4。

附表 3-4 7 岁以下女童体重标准值（kg）

年龄	月龄	-3SD	-2SD	-1SD	中位数	+1SD	+2SD	+3SD
出生	0	2.26	2.54	2.85	3.21	3.63	4.10	4.65
	1	2.98	3.33	3.74	4.20	4.74	5.35	6.05
	2	3.72	4.15	4.65	5.21	5.86	6.60	7.46
	3	4.40	4.90	5.47	6.13	6.87	7.73	8.71
	4	4.93	5.48	6.11	6.83	7.65	8.59	9.66

食育，
在孩子心里播下
健康的种子

年龄	月龄	-3SD	-2SD	-1SD	中位数	+1SD	+2SD	+3SD
出生	5	5.33	5.92	6.59	7.36	8.23	9.23	10.38
	6	5.64	6.26	6.96	7.77	8.68	9.73	10.93
	7	5.90	6.55	7.28	8.11	9.06	10.15	11.40
	8	6.13	6.79	7.55	8.41	9.39	10.51	11.80
	9	6.34	7.03	7.81	8.69	9.70	10.86	12.18
	10	6.53	7.23	8.03	8.94	9.98	11.16	12.52
	11	6.71	7.43	8.25	9.18	10.24	11.46	12.85
1岁	12	6.87	7.61	8.45	9.40	10.48	11.73	13.15
	15	7.34	8.12	9.01	10.02	11.18	12.50	14.02
	18	7.79	8.63	9.57	10.65	11.88	13.29	14.90
	21	8.26	9.15	10.15	11.30	12.61	14.12	15.85
2岁	24	8.70	9.64	10.70	11.92	13.31	14.92	16.77
	27	9.10	10.09	11.21	12.50	13.97	15.67	17.63
	30	9.48	10.52	11.70	13.05	14.60	16.39	18.47
	33	9.86	10.94	12.18	13.59	15.22	17.11	19.29
3岁	36	10.23	11.36	12.65	14.13	15.83	17.81	20.10
	39	10.60	11.77	13.11	14.65	16.43	18.50	20.90
	42	10.95	12.16	13.55	15.16	17.01	19.17	21.69
	45	11.29	12.55	14.00	15.67	17.60	19.85	22.49
4岁	48	11.62	12.93	14.44	16.17	18.19	20.54	23.30
	51	11.96	13.32	14.88	16.69	18.79	21.25	24.14
	54	12.30	13.71	15.33	17.22	19.42	22.00	25.04
	57	12.62	14.08	15.78	17.75	20.05	22.75	25.96
5岁	60	12.93	14.44	16.20	18.26	20.66	23.50	26.87
	63	13.23	14.80	16.64	18.78	21.30	24.28	27.84
	66	13.54	15.18	17.09	19.33	21.98	25.12	28.89
	69	13.84	15.54	17.53	19.88	22.65	25.96	29.95
6岁	72	14.11	15.87	17.94	20.37	23.27	26.74	30.94

年龄	月龄	-3SD	-2SD	-1SD	中位数	+1SD	+2SD	+3SD
6岁	75	14.38	16.21	18.35	20.89	23.92	27.57	32.00
	78	14.66	16.55	18.78	21.44	24.61	28.46	33.14
	81	14.96	16.92	19.25	22.03	25.37	29.42	34.40

五、7岁以下男童头围标准值

7岁以下男童头围标准值见附表3-5。

附表3-5 7岁以下男童头围标准值（cm）

年龄	月龄	-3SD	-2SD	-1SD	中位数	+1SD	+2SD	+3SD
出生	0	30.9	32.1	33.3	34.5	35.7	36.8	37.9
	1	33.3	34.5	35.7	36.9	38.2	39.4	40.7
	2	35.2	36.4	37.6	38.9	40.2	41.5	42.9
	3	36.7	37.9	39.2	40.5	41.8	43.2	44.6
	4	38.0	39.2	40.4	41.7	43.1	44.5	45.9
	5	39.0	40.2	41.5	42.7	44.1	45.5	46.9
	6	39.8	41.0	42.3	43.6	44.9	46.3	47.7
	7	40.4	41.7	42.9	44.2	45.5	46.9	48.4
	8	41.0	42.2	43.5	44.8	46.1	47.5	48.9
	9	41.5	42.7	44.0	45.3	46.6	48.0	49.4
	10	41.9	43.1	44.4	45.7	47.0	48.4	49.8
	11	42.3	43.5	44.8	46.1	47.4	48.8	50.2
1岁	12	42.6	43.8	45.1	46.4	47.7	49.1	50.5
	15	43.2	44.5	45.7	47.0	48.4	49.7	51.1
	18	43.7	45.0	46.3	47.6	48.9	50.2	51.6
	21	44.2	45.5	46.7	48.0	49.4	50.7	52.1
2岁	24	44.6	45.9	47.1	48.4	49.8	51.1	52.5
	27	45.0	46.2	47.5	48.8	50.1	51.4	52.8
	30	45.3	46.5	47.8	49.1	50.4	51.7	53.1

年龄	月龄	-3SD	-2SD	-1SD	中位数	+1SD	+2SD	+3SD
2 岁	33	45.5	46.8	48.0	49.3	50.6	52.0	53.3
3 岁	36	45.7	47.0	48.3	49.6	50.9	52.2	53.5
	42	46.2	47.4	48.7	49.9	51.3	52.6	53.9
4 岁	48	46.5	47.8	49.0	50.3	51.6	52.9	54.2
	54	46.9	48.1	49.4	50.6	51.9	53.2	54.6
5 岁	60	47.2	48.4	49.7	51.0	52.2	53.6	54.9
	66	47.5	48.7	50.0	51.3	52.5	53.8	55.2
6 岁	72	47.8	49.0	50.2	51.5	52.8	54.1	55.4

六、7 岁以下女童头围标准值

7 岁以下女童头围标准值见附表 3-6。

附表 3-6 7 岁以下女童头围标准值（cm）

年龄	月龄	-3SD	-2SD	-1SD	中位数	+1SD	+2SD	+3SD
出生	0	30.4	31.6	32.8	34.0	35.2	36.4	37.5
	1	32.6	33.8	35.0	36.2	37.4	38.6	39.9
	2	34.5	35.6	36.8	38.0	39.3	40.5	41.8
	3	36.0	37.1	38.3	39.5	40.8	42.1	43.4
	4	37.2	38.3	39.5	40.7	41.9	43.3	44.6
	5	38.1	39.2	40.4	41.6	42.9	44.3	45.7
	6	38.9	40.0	41.2	42.4	43.7	45.1	46.5
	7	39.5	40.7	41.8	43.1	44.4	45.7	47.2
	8	40.1	41.2	42.4	43.6	44.9	46.3	47.7
	9	40.5	41.7	42.9	44.1	45.4	46.8	48.2
	10	40.9	42.1	43.3	44.5	45.8	47.2	48.6
	11	41.3	42.4	43.6	44.9	46.2	47.5	49.0
1 岁	12	41.5	42.7	43.9	45.1	46.5	47.8	49.3
	15	42.2	43.4	44.6	45.8	47.2	48.5	50.0

年龄	月龄	-3SD	-2SD	-1SD	中位数	+1SD	+2SD	+3SD
1 岁	18	42.8	43.9	45.1	46.4	47.7	49.1	50.5
	21	43.2	44.4	45.6	46.9	48.2	49.6	51.0
2 岁	24	43.6	44.8	46.0	47.3	48.6	50.0	51.4
	27	44.0	45.2	46.4	47.7	49.0	50.3	51.7
	30	44.3	45.5	46.7	48.0	49.3	50.7	52.1
	33	44.6	45.8	47.0	48.3	49.6	50.9	52.3
3 岁	36	44.8	46.0	47.3	48.5	49.8	51.2	52.6
	42	45.3	46.5	47.7	49.0	50.3	51.6	53.0
4 岁	48	45.7	46.9	48.1	49.4	50.6	52.0	53.3
	54	46.0	47.2	48.4	49.7	51.0	52.3	53.7
5 岁	60	46.3	47.5	48.7	50.0	51.3	52.6	53.9
	66	46.6	47.8	49.0	50.3	51.5	52.8	54.2
6 岁	72	46.8	48.0	49.2	50.5	51.8	53.1	54.4

七、男童体重标准值

45~110cm 身长的男童体重标准值见附表 3-7；80~140cm 身高的男童体重标准值见附表 3-8。

附表 3-7　45~110cm 身长的体重标准值（男）

身长 /cm	体重 /kg						
	-3SD	-2SD	-1SD	中位数	+1SD	+2SD	+3SD
46	1.80	1.99	2.19	2.41	2.65	2.91	3.18
48	2.11	2.34	2.58	2.84	3.12	3.42	3.74
50	2.43	2.68	2.95	3.25	3.57	3.91	4.29
52	2.78	3.06	3.37	3.71	4.07	4.47	4.90
54	3.19	3.51	3.87	4.25	4.67	5.12	5.62
56	3.65	4.02	4.41	4.85	5.32	5.84	6.41

续表

身长 /cm	体重 /kg						
	−3SD	−2SD	−1SD	中位数	+1SD	+2SD	+3SD
58	4.13	4.53	4.97	5.46	5.99	6.57	7.21
60	4.61	5.05	5.53	6.06	6.65	7.30	8.01
62	5.09	5.56	6.08	6.66	7.30	8.00	8.78
64	5.54	6.05	6.60	7.22	7.91	8.67	9.51
66	5.97	6.50	7.09	7.74	8.47	9.28	10.19
68	6.38	6.93	7.55	8.23	9.00	9.85	10.81
70	6.76	7.34	7.98	8.69	9.49	10.38	11.39
72	7.12	7.72	8.38	9.12	9.94	10.88	11.93
74	7.47	8.08	8.76	9.52	10.38	11.34	12.44
76	7.81	8.43	9.13	9.91	10.80	11.80	12.93
78	8.14	8.78	9.50	10.31	11.22	12.25	13.42
80	8.49	9.15	9.88	10.71	11.64	12.70	13.92
82	8.85	9.52	10.27	11.12	12.08	13.17	14.42
84	9.21	9.90	10.66	11.53	12.52	13.64	14.94
86	9.58	10.28	11.07	11.96	12.97	14.13	15.46
88	9.96	10.68	11.48	12.39	13.43	14.62	16.00
90	10.34	11.08	11.90	12.83	13.90	15.12	16.54
92	10.74	11.48	12.33	13.28	14.37	15.63	17.10
94	11.14	11.90	12.77	13.75	14.87	16.16	17.68
96	11.56	12.34	13.22	14.23	15.38	16.72	18.29
98	11.99	12.79	13.70	14.74	15.93	17.32	18.95
100	12.44	13.26	14.20	15.27	16.51	17.96	19.67
102	12.89	13.75	14.72	15.83	17.12	18.64	20.45
104	13.35	14.24	15.25	16.41	17.77	19.37	21.29
106	13.82	14.74	15.79	17.01	18.45	20.15	22.21
108	14.27	15.24	16.34	17.63	19.15	20.97	23.19
110	14.74	15.74	16.91	18.27	19.89	21.85	24.27

附表 3-8　80~140cm 身高的体重标准值（男）

身长 /cm	体重 /kg						
	-3SD	-2SD	-1SD	中位数	+1SD	+2SD	+3SD
80	8.61	9.27	10.02	10.85	11.79	12.87	14.09
82	8.97	9.65	10.41	11.26	12.23	13.34	14.60
84	9.34	10.03	10.81	11.68	12.68	13.81	15.12
86	9.71	10.42	11.21	12.11	13.13	14.30	15.65
88	10.09	10.81	11.63	12.54	13.59	14.79	16.19
90	10.48	11.22	12.05	12.99	14.06	15.30	16.73
92	10.88	11.63	12.48	13.44	14.54	15.82	17.30
94	11.29	12.05	12.92	13.91	15.05	16.36	17.89
96	11.71	12.50	13.39	14.40	15.57	16.93	18.51
98	12.15	12.95	13.87	14.92	16.13	17.54	19.19
100	12.60	13.43	14.38	15.46	16.72	18.19	19.93
102	13.05	13.92	14.90	16.03	17.35	18.89	20.74
104	13.52	14.41	15.44	16.62	18.00	19.64	21.61
106	13.98	14.91	15.98	17.23	18.69	20.43	22.54
108	14.44	15.41	16.54	17.85	19.41	21.27	23.56
110	14.90	15.92	17.11	18.50	20.16	22.18	24.67
112	15.37	16.45	17.70	19.19	20.97	23.15	25.90
114	15.85	16.99	18.32	19.90	21.83	24.21	27.25
116	16.33	17.54	18.95	20.66	22.74	25.36	28.76
118	16.83	18.10	19.62	21.45	23.72	26.62	30.45
120	17.34	18.69	20.31	22.30	24.78	27.99	32.34
122	17.87	19.31	21.05	23.19	25.91	29.50	34.48
124	18.41	19.95	21.81	24.14	27.14	31.15	36.87
126	18.97	20.61	22.62	25.15	28.45	32.96	39.56
128	19.56	21.31	23.47	26.22	29.85	34.92	42.55
130	20.18	22.05	24.37	27.35	31.34	37.01	45.80
132	20.84	22.83	25.32	28.55	32.91	39.21	49.23
134	21.53	23.65	26.32	29.80	34.55	41.48	52.72

身长 /cm	体重 /kg						
	-3SD	-2SD	-1SD	中位数	+1SD	+2SD	+3SD
136	22.25	24.51	27.36	31.09	36.23	43.78	56.20
138	23.00	25.40	28.44	32.44	37.95	46.11	59.62
140	23.79	26.33	29.57	33.82	39.71	48.46	62.96

八、女童体重标准值

45~110cm 身长的女童体重标准值见附表 3-9；80~140cm 身高的女童体重标准值见附表 3-10。

附表 3-9 45~110cm 身长的体重标准值（女）

身长 /cm	体重 /kg						
	-3SD	-2SD	-1SD	中位数	+1SD	+2SD	+3SD
46	1.89	2.07	2.28	2.52	2.79	3.09	3.43
48	2.18	2.39	2.63	2.90	3.20	3.54	3.93
50	2.48	2.72	2.99	3.29	3.63	4.01	4.44
52	2.84	3.11	3.41	3.75	4.13	4.56	5.05
54	3.26	3.56	3.89	4.27	4.70	5.18	5.73
56	3.69	4.02	4.39	4.81	5.29	5.82	6.43
58	4.14	4.50	4.91	5.37	5.88	6.47	7.13
60	4.59	4.99	5.43	5.93	6.49	7.13	7.85
62	5.05	5.48	5.95	6.49	7.09	7.77	8.54
64	5.48	5.94	6.44	7.01	7.65	8.38	9.21
66	5.89	6.37	6.91	7.51	8.18	8.95	9.82
68	6.28	6.78	7.34	7.97	8.68	9.49	10.40
70	6.64	7.16	7.75	8.41	9.15	9.99	10.95
72	6.98	7.52	8.13	8.82	9.59	10.46	11.46
74	7.30	7.87	8.49	9.20	10.00	10.91	11.95

身长 /cm	体重 /kg						
	-3SD	-2SD	-1SD	中位数	+1SD	+2SD	+3SD
76	7.62	8.20	8.85	9.58	10.40	11.34	12.41
78	7.93	8.53	9.20	9.95	10.80	11.77	12.88
80	8.26	8.88	9.57	10.34	11.22	12.22	13.37
82	8.60	9.23	9.94	10.74	11.65	12.69	13.87
84	8.95	9.60	10.33	11.16	12.10	13.16	14.39
86	9.30	9.98	10.73	11.58	12.55	13.66	14.93
88	9.67	10.37	11.15	12.03	13.03	14.18	15.50
90	10.06	10.78	11.58	12.50	13.54	14.73	16.11
92	10.46	11.20	12.04	12.98	14.06	15.31	16.75
94	10.88	11.64	12.51	13.49	14.62	15.91	17.41
96	11.30	12.10	12.99	14.02	15.19	16.54	18.11
98	11.73	12.55	13.49	14.55	15.77	17.19	18.84
100	12.16	13.01	13.98	15.09	16.37	17.86	19.61
102	12.58	13.47	14.48	15.64	16.98	18.55	20.39
104	13.00	13.93	14.98	16.20	17.61	19.26	21.22
106	13.43	14.39	15.49	16.77	18.25	20.00	22.09
108	13.86	14.86	16.02	17.36	18.92	20.78	23.02
110	14.29	15.34	16.55	17.96	19.62	21.60	24.00

附表 3-10　80~140cm 身高的体重标准值（女）

身长 /cm	体重 /kg						
	-3SD	-2SD	-1SD	中位数	+1SD	+2SD	+3SD
80	8.38	9.00	9.70	10.48	11.37	12.38	13.54
82	8.72	9.36	10.08	10.89	11.81	12.85	14.05
84	9.07	9.73	10.47	11.31	12.25	13.34	14.58
86	9.43	10.11	10.87	11.74	12.72	13.84	15.13

续表

身长 /cm	体重 /kg						
	−3SD	−2SD	−1SD	中位数	+1SD	+2SD	+3SD
88	9.80	10.51	11.30	12.19	13.20	14.37	15.71
90	10.20	10.92	11.74	12.66	13.72	14.93	16.33
92	10.60	11.36	12.20	13.16	14.26	15.51	16.98
94	11.02	11.80	12.68	13.67	14.81	16.13	17.66
96	11.45	12.26	13.17	14.20	15.39	16.76	18.37
98	11.88	12.71	13.66	14.74	15.98	17.42	19.11
100	12.31	13.17	14.16	15.28	16.58	18.10	19.88
102	12.73	13.63	14.66	15.83	17.20	18.79	20.68
104	13.15	14.09	15.16	16.39	17.83	19.51	21.52
106	13.58	14.56	15.68	16.97	18.48	20.27	22.41
108	14.01	15.03	16.20	17.56	19.16	21.06	23.36
110	14.45	15.51	16.74	18.18	19.87	21.90	24.37
112	14.90	16.01	17.31	18.82	20.62	22.79	25.45
114	15.36	16.53	17.89	19.50	21.41	23.74	26.63
116	15.84	17.07	18.50	20.20	22.25	24.76	27.91
118	16.33	17.62	19.13	20.94	23.13	25.84	29.29
120	16.85	18.20	19.79	21.71	24.05	26.99	30.78
122	17.39	18.80	20.49	22.52	25.03	28.21	32.39
124	17.94	19.43	21.20	23.36	26.06	29.52	34.14
126	18.51	20.07	21.94	24.24	27.13	30.90	36.04
128	19.09	20.72	22.70	25.15	28.26	32.39	38.12
130	19.69	21.40	23.49	26.10	29.47	33.99	40.43
132	20.31	22.11	24.33	27.11	30.75	35.72	42.99
134	20.96	22.86	25.21	28.19	32.12	37.60	45.81
136	21.65	23.65	26.14	29.33	33.59	39.61	48.88
138	22.38	24.50	27.14	30.55	35.14	41.74	52.13
140	23.15	25.39	28.19	31.83	36.77	43.93	55.44

参考文献

［1］孙长颢．营养与食品卫生学．北京：人民卫生出版社，2013．

［2］让蔚清．妇幼营养学．北京：人民卫生出版社，2014．

［3］中国营养学会．中国居民膳食指南（2016）．北京：人民卫生出版社，2016．

［4］马冠生，胡小琪．成长的营养．北京：北京大学医学出版社，2008．

［5］翟凤英．我的平衡膳食．北京：北京大学医学出版社，2009．

［6］苏宜香．宝贝营养．北京：北京大学医学出版社，2009．

［7］杨月欣．营养素的故事．北京：北京大学医学出版社，2009．

［8］斯温尼．斯文妮妇幼营养指南．曾芳译．北京：中央编译出版社，2001．

［9］吴光驰．儿童营养与生长发育．北京：中国协和医科大学出版社，2010．